reinhardt

Reinhardts Gerontologische Reihe
Band 54

Tamara Gehring-Vorbeck

Menschen mit Demenz am Lebensende begleiten

Praxisleitfaden für Pflege, Betreuung und Management

Unter Mitarbeit von Nadine Hagemann

Ernst Reinhardt Verlag München

Dr. Tamara *Gehring-Vorbeck*, Nürnberg, Krankenschwester mit Weiterbildung zur Pflegedienst- und Heimleitung, Studium Pflegemanagement, ist Dozentin und Referentin zum Themenbereich Demenz und Management- und Führungskräftecoaching.

Hinweis: Soweit in diesem Werk eine Dosierung, Applikation oder Behandlungsweise erwähnt wird, darf der Leser zwar darauf vertrauen, dass die Autoren große Sorgfalt darauf verwandt haben, dass diese Angabe dem Wissensstand bei Fertigstellung des Werkes entspricht. Für Angaben über Dosierungsanweisungen und Applikationsformen oder sonstige Behandlungsempfehlungen kann vom Verlag jedoch keine Gewähr übernommen werden. Die Wiedergabe von Gebrauchsnamen, Handelsnamen, Warenbezeichnungen usw. in diesem Werk berechtigt auch ohne besondere Kennzeichnungen nicht zu der Annahme, dass solche Namen im Sinne der Warenzeichen- und Markenschutz-Gesetzgebung als frei zu betrachten wären und daher von jedermann benutzt werden dürften.

Bibliografische Information der Deutschen Nationalbibliothek

Die Deutsche Nationalbibliothek verzeichnet diese Publikation in der Deutschen Nationalbibliografie; detaillierte bibliografische Daten sind im Internet über <http://dnb.d-nb.de> abrufbar.

ISBN 978-3-497-02735-4 (Print)
ISBN 978-3-497-61032-7 (PDF-E-Book)
ISBN 978-3-497-61049-5 (EPUB)
ISSN 0939-558X

Printed in EU
Konzeption im Auftrag des Ernst Reinhardt Verlages: Cornelia Fichtl, München
Covermotiv: © istock.com/twpixels
Satz: JÖRG KALIES – Satz, Layout, Grafik & Druck, Unterumbach

Ernst Reinhardt Verlag, Kemnatenstr. 46, D-80639 München
Net: www.reinhardt-verlag.de · E-Mail: info@reinhardt-verlag.de

Inhalt

Prolog **7**
Geleitwort aus der Wissenschaft 7
Vorworte der Autorinnen 9

Auftakt **12**
Verantwortung, Würde, Toleranz und Respekt 17
Paternalistik in Pflege- und Betreuungssituationen 21
Autonomie und Selbstbestimmung, Fürsorge, Wohlergehen und Gerechtigkeit 23

Was ist Demenz? **28**
Historischer Überblick zu Demenz und Pflege 30
Medizinische Sicht auf Demenz 30
Arten und Formen der Demenz *32*
Phasen der Demenz *41*
Demenz als Folge des Alterns oder Krankheit – eine Diskussion 43
Demenz aus sozialgerontologischem Blickwinkel 47

Sterben und Tod **50**
Zelltod – oder: Wie stirbt der Mensch eigentlich? 52
Hirntod – oder: Wann ist der Mensch wirklich tot? 52
Religionen und Philosophie zum Thema Sterben, Tod und Hirntod 55
Sozialer Tod – eine Erscheinung moderner Kulturen 59
Fünf-Phasenmodell nach Kübler-Ross 61
Sterbekultur – oder: Wie geht die Gesellschaft mit Sterben um? 64
Sterbeorte – oder: Wo wird in Deutschland gestorben? 68
Sterbebegleitung und Sterbebeistand – welch ein Unterschied 73

Sterben und Demenz **76**
Die Besonderheit des letzten Lebensweges von Menschen mit Demenz 76
Spiritualität und Sicherheit – eine notwendige Verknüpfung 88
Demenz und Sterben in einer multikulturellen Gesellschaft 92

Sterbebegleitung von Menschen mit Demenz in der pflegerischen und betreuerischen Praxis ... 97
Palliative Care und Spiritual Care am Lebensende ... 102
Demenz und Sterben im eigenen Zuhause ... 105
Demenz und Sterben im Krankenhaus ... 106
Menschen mit Demenz im Krankenhaus ... 107
Angehörige und Betreuer im Krankenhaus begleiten ... 114
Interkulturelle Pflege und Betreuung im Krankenhaus ... 117
Die Rolle des multiprofessionellen Teams im Krankenhaus ... 120
Demenz und Sterben in Altenhilfeeinrichtungen ... 122
Der Sterbeprozess von Menschen mit Demenz in einer stationären Einrichtung ... 123
Angehörige und Betreuer in einer Einrichtung begleiten ... 128
Interkulturelle Pflege und Betreuung in der Einrichtung ... 131
Die Rolle des multiprofessionellen Teams in der Einrichtung ... 133

Sterbebegleitung als zentrale Führungsaufgabe im Management von Einrichtungen des Gesundheits- und Altenhilfebereiches ... 136
Führung der Einrichtungen ... 137
Professionell Pflegende und Betreuende ... 139
Angehörige und gesetzliche Betreuer ... 142
Zusammengefasst und nachgefragt ... 142

Resümee und Ausblick ... 149

Epilog ... 152
Aus der Weiterbildung ... 152
Aus der Praxis ... 153

Anhang ... 154
Literaturempfehlungen ... 154
Internetbroschüren und -adressen ... 156
Zitierte Literatur ... 157
Fragebogen zur Sterbebegleitung ... 162
Sachregister ... 170

Prolog

Geleitwort aus der Wissenschaft

Das Demenzsyndrom ruft bei vielen Menschen Angst hervor. Der schleichende Verfall zählt zu den am meisten gefürchteten Geißeln des Alters. Statistisch gesehen trifft es – früher oder später – knapp jeden Zehnten der über 65-Jährigen. Derzeit leben in Deutschland ca. 1,4 Mio. dementiell veränderte Menschen. Ohne einen Durchbruch in der Prävention und Therapie – der im Moment nicht absehbar ist – wird sich ihre Zahl bis 2040 fast verdoppeln, so eine Prognose der Deutschen Alzheimer Gesellschaft. Beinahe 70% der Bewohner und Bewohnerinnen von Alten- und Pflegeheimen sind an unterschiedlichen Formen der Demenz erkrankt. Das hohe Alter gilt vorwiegend als größter Risikofaktor für Alzheimer und Demenz. Der Heidelberger Forscher Beyreuther stellt zu Recht die Frage, ob Demenz vielleicht weniger eine Krankheit als vielmehr die unvermeidbare Folge eines alternden Gehirns ist.

Empfehlungen und Anregungen für den Umgang mit dementiell veränderten Menschen gibt es derzeit zur Genüge am Markt. Tamara Gehring-Vorbeck sticht mit ihrem Leitfaden in mehrerlei Hinsicht heraus: Die Inhalte folgen einer wissenschaftlichen Orientierung, einer konzentrierten Darstellung der einzelnen Kapitel. Der Sprachstil ist klar und verständlich gehalten und der Leitfaden gibt Hinweise für die Arbeitsabläufe in der Betreuung, in der Pflege und für die Führungsebene. Von daher werden in den Kapiteln nachvollziehbar Fallbeispiele, Fragen zum Nachdenken, Anregungen zum eigenen Handeln sowie zum Weiterdenken in Form von Merksätzen präsentiert.

Die Autorin greift ein bisher vernachlässigtes Arbeits- aber auch Forschungsfeld innerhalb der Demenzdiskussion auf: Sterben und Tod bei dementiell veränderten Menschen. Als konzeptionellen Hintergrund zeigen sich die Fragen: Wie versterben Menschen mit Demenz? Wie verläuft die Sterbephase und wo bestehen Unterschiede oder Gemeinsamkeiten beim Sterbeprozess zu anderen Menschen? Teile des vorliegenden Buches basieren auf der Promotion von Frau Dr. Gehring-Vorbeck an der Tiroler Landesuniversität (UMIT). Von daher ist es ebenfalls erfreulich, dass die Autorin mit ihrem verständlichen Sprachstil und ihren Empfehlungen eine Brücke zur Praxis wagt, um so auch die Tätigkeit vieler Betreuender und Helfender zu würdigen und anzuerkennen.

Ich wünsche diesem Buch interessierte Leserinnen und Leser, so dass dem Sterben und dem Tod bei dementiell veränderten Menschen mit mehr Sensibilität und mit mehr Verständnis begegnet werden kann.

Hall in Tirol, Frühjahr 2018 Prof. Dr. Bernd Seeberger, Leiter des Instituts für Gerontologie und demografische Entwicklung an der Tiroler Landesuniversität (UMIT)

Vorworte der Autorinnen

Vergelt´s Gott und Danke an alle, die der Autorin mit ihrem „Lassen“ die Möglichkeit gegeben haben, „gelassen“ zu sein!
Sie gaben Rahmen, ohne einzugrenzen.
Sie gaben Hilfen, ohne zu beurteilen.
Es war eine Zusammenarbeit, ohne sich übermäßig zu beanspruchen, mit gegenseitiger Wertschätzung, ohne einander zu beurteilen!

(In Anlehnung an Virginia Satir, 1919 – 1988.)

Das hier vorliegende Buch ist ein Ergebnis der Erkenntnisse einer Promotionsarbeit und deren praktische Umsetzung. Die Forschungsarbeit und die daraus entwickelten Lösungsansätze waren eine wichtige Grundlage dafür. Seitdem konnten durch Expertengespräche – die begleitend mit Pflegeexperten aus dem professionellen Arbeitsumfeld, bei Inhouseseminaren und mit betroffenen Angehörigen, bei Informations- und niederschwelligen Weiterbildungsveranstaltungen geführt wurden – noch viele empirische Erkenntnisse und Daten gewonnen werden. Diese haben ebenfalls zu dieser Publikation ihren Weg gefunden.

Seminar- und Workshopteilnehmende aus dem Bereich der Pflege, Betreuung sowie dem Managementbereich des Gesundheits- und Altenhilfewesens – genauso wie pflegende Angehörige – haben den Wunsch geäußert, das Wissen zu bündeln, zu dokumentieren und einer breiten Öffentlichkeit und dem Fachpersonal zur Verfügung zu stellen.

Die Vorarbeiten zu diesem Buch haben sich über einen längeren Zeitraum ausgedehnt, es wurden Praxisbeispiele aufgenommen, um die Theorie greifbarer zu machen. Dabei wurden die gewonnenen Erkenntnisse durch aktuelle Literatur ergänzt und um praktische Anregungen erweitert.

Inspiration und großer Zuspruch bei der Entwicklung dieser Publikation wurden mir als Autorin durch Kollegen und befreundete Experten aus dem medizinischen, wie pflegerischen Fachbereich zuteil.

Ein besonderes Dankeschön sei an dieser Stelle meiner, zu einer guten Freundin gewordenen Kollegin Nadine Hagemann ausgesprochen, welche das Kapitel „Demenz und Sterben im Krankenhaus“ mit ihrem theoretischen und professionell-praktischen Wissen bestens er- und bearbeitet hat und großes Fachwissen aus dem beruflichen, gerontopsychiatrischen Klinikumfeld den Menschen in Pflege und Betreuung dementiell veränderter Menschen am letzten Lebensweg zur Verfügung stellt.

Mein weiterer Dank gilt auch den Kollegen Kathrin Holthoff und Dr. Andreas Ehgartner. Mit ihnen gab es fruchtbaren und gewinnbringenden Austausch zu den verschiedensten Bereichen des Themas während der Vorarbeiten hierzu.

Andreas Ehgartner arbeitete schon vorher zusammen mit mir am Themenbereich Schulungen zur Praxis der Palliativ Care bei Menschen mit Demenz am letzten Lebensweg.

Kathrin Holthoff unterstütze mich mit pädagogischen Aspekten zum Fachgebiet.

Ein besonderer Dank gilt auch den beiden „Laienlektoren“ und Freunden Heike und Klaus-Dieter Weber, die diese Publikation aus der Sichtweise eines professionellen Laien mit persönlicher Betroffenheit aus dem familiären Umfeld korrekturgelesen haben. Mit Kreativität und Engagement gestaltete mein Sohn Marian Zeichnungen zu Abbildungen und rundete damit dieses Werk als Teamarbeit mit Freunden, Kollegen und beruflichen Experten von familiärer Seite ab. Dafür mein herzliches Vergelt's Gott.

Nun hoffe ich, dass sich für Leser und Leserinnen die theoretischen Aspekte in diesem Buch als eine fundierte Basis und die Praxisbeispiele erklärend sowie anregend zu weiterführend wertschätzendem Umgang mit dementiell und kognitiv veränderten Menschen in der letzten Lebensphase erweisen.

Nürnberg, im Frühjahr 2018 — Tamara Gehring-Vorbeck

Mit großer Dankbarkeit und Freude blicke ich auf die gestellte Herausforderung meiner Mentorin Dr. Tamara Gehring-Vorbeck zurück. Sie brachte mir durch die Aufgabe, ein Kapitel in dieser Publikation schreiben zu dürfen, großes Vertrauen in meine Fachlichkeit entgegen und sie lässt mich dadurch weiterwachsen.

Es ist etwas ganz Besonderes, wenn aus Kollegen Freunde werden und die Gemeinsamkeiten, aber auch die Verschiedenartigkeit durch bedingungslose gegenseitige Wertschätzung und Akzeptanz geprägt ist. Genau das, was auch Menschen mit Demenz in ihrer letzten Lebensphase benötigen: Empathie, Wertschätzung und Akzeptanz. Die fachliche Weiterentwicklung von Pflegefachpersonen im Umgang mit und bei der Begleitung von dementiell veränderten Menschen in gerontopsychiatrischen Einrichtungen gehört zu meinen täglichen Aufgaben.

Gerne berichte ich im Kapitel Demenz und Sterben im Krankenhaus über die Rolle der Pflegenden in Bezug auf den Menschen mit Demenz, dessen Angehörige, Aspekte in der interkulturellen Pflege und das multiprofessionelle Team. Menschen mit Demenz sind Teil unserer Gesellschaft und das sollen und dürfen sie auch sein.

Burgsinn, im Frühjahr 2018 Nadine Hagemann

Auftakt

Menschen mit Demenz zu pflegen und zu betreuen bedeutet, mit Empathie, Emotionen und unterschiedlichsten Gefühlen umzugehen. Wenn jemand im privaten Umfeld pflegt, oder seinen Beruf im Umfeld der Kranken- und Gesundheitspflege oder in der Altenhilfe wählt, so hat er dafür eine bestimmte Motivation. Nämlich Menschen zu helfen, sie zu unterstützen oder in ihrer Situation zu begleiten. Aktuelle demographische Zahlen sagen aus, dass aufgrund einer immer höher werdenden Lebenserwartung und der stetigen Erhöhung des Altersdurchschnittes die Zahl älterer und auch multimorbider Menschen konsequent zunehmen werden.

Prognosen für die Zukunft unserer Weltgesellschaft lassen weltweit einen stetigen Anstieg der aktuell geschätzten Anzahl von Demenzerkrankungen von 35,6 Millionen auf 115 Millionen erwarten (Wallesch & Förstl, 2017, S. 18). In Deutschland und allen anderen Industrienationen hat – wie schon oben kurz erwähnt – der demographische Wandel, die stetige medizinische Weiterentwicklung und die dadurch folgende höhere Lebenserwartung nicht nur eine gesellschaftliche Entwicklung, sondern auch einen Anstieg der Anzahl von Menschen mit Demenz bewirkt. So wird es auch zu größeren Herausforderungen im Gesundheits- und Pflegewesen kommen.

Dies überträgt sich in der Folge nicht nur auf das professionelle, sondern auch das Laienpflegewesen der Angehörigenpflege.

Pflege ist im weitesten Sinne ein Dienst an Menschen, deren Körper und auch deren Seele. Sowohl unter professionell Pflegenden als auch unter Angehörigen ist ein aktives Auseinandersetzen mit dem dementiellen Syndrom unerlässlich, um sich rechtzeitig mit dem auf sie zukommenden Wandel auseinanderzusetzen und sich – zumindest als Angehörige – auf veränderte Lebenssituationen einstellen zu können.

Professionell Pflegende, wie auch pflegende Angehörige haben im Prinzip ein Doppelmandat, welches sie zu vertreten haben. Sie sorgen für und betreuen den Menschen in diesem Zusammenhang. Ganz speziell auch dementiell veränderten Menschen im Sterbeprozess geben sie nicht nur körperlich, sondern auch durch ihre Zuwendung und Empathie im seelischen Bereich Sicherheit und Orientierung. Gerade hier sind hohe Anforderungen an sie gestellt.

Gleichzeitig besteht noch eine weitere Doppelaufgabe, zumindest wird es in vielen Fällen als solche verstanden: Zum einen haben Pflegende die Aufgabe, selbstständig und eigenständig alle pflegerischen Maßnahmen – dazu gehören auch die vorherige Planung und eine eventuelle Beratung – durchzuführen. Zum anderen gehört es zu den Aufgaben professionell Pflegender oder auch Angehöriger, nach Anweisung und Delegation ärztliche Anordnungen auszuführen und medizinische Hilfeleistungen zu übernehmen. Dies kann in bestimmten Fällen zu einem Spannungsfeld führen. Kommunikative Fähigkeiten sind hier sehr gefragt. Da aber beide Gruppen im gemeinsamen Interesse für den Betroffenen handeln, sind sie gegenseitig aufeinander angewiesen.

Menschen mit Demenz sind orientierungsbedürftig, sicherheitssuchend, fordernd oder zurückhaltend, verletzlich oder aggressiv, agil oder regungslos verharrend. Pflegende sind immer „nah am Ball des Geschehens", viel näher als dies jemals ein Arzt sein kann.

Zu Beginn sei noch ein Punkt vorangestellt und um Verständnis gebeten: In diesem Praxisleitfaden wird häufiger von Pflegenden und Betreuenden gesprochen, dies kann in Verbindung und auch als Synonym angesehen werden. Professionell Pflegende sorgen, pflegen und betreuen die Menschen mit Demenz am Lebensende pflegerisch. Betreuungskräfte nach §§ 87b/53c tun dies in den ihnen eigenen Belangen ebenfalls. Sie betreuen, beschäftigen und pflegen diese Menschen sozial sowie lebensumweltlich und in so manchen kleinen Dingen vielleicht auch körperlich. Deswegen werden die Begriffe in beiden Bedeutungen synonym verwendet.

Die Menschheit hat seit Beginn ihrer Geschichte mit Alter und Altern in ihrer Gesellschaft zu tun. Altern, Gebrechlichkeit und Senilität, ein normaler Prozess im Verlauf des Lebens, wurde bereits in Texten der alten Ägypter beschrieben.

> *„Oh König, mein Herr! Gebrechlichkeit ist mir beschieden, das Greisenalter ist eingetreten, die Altersbeschwerden sind gekommen, und Hilflosigkeit ist erneut da. Die Kraft schwindet dahin für den mit ermattetem Herzen. Der Mund schweigt, er kann nicht (mehr) sprechen, die Augen sind schwach, die Ohren taub, man liegt unbequem da allezeit. Das Herz ist vergeßlich und kann sich an gestern nicht erinnern, die Knochen leiden durch das Alter" (Hornung, 1995).*

Der zitierte Textausschnitt entstand gegen Ende des Alten Reiches (ca. 2500–2200 v. Chr.) und wurde einem Wesir Ptahhotep in den Mund gelegt, der unter Pharao Asosi, einem der letzten Herrscher der 5. Dynastie gewirkt haben soll.

In der heutigen Zeit erlebt die Weltbevölkerung insgesamt also eine Steigerung des Lebensalters hin zur Hochaltrigkeit. So haben Gesellschaften die Sorge und Versorgung einer stark anwachsenden Zahl älter werdender, vermehrt seniler, dementiell veränderter und multimorbider Menschen anzunehmen.

In Deutschland werden nach neueren Zahlen ca. 60 Millionen Euro jährlich in die Pharmaforschung investiert, knapp 10 Prozent – also sechs Millionen Euro – betragen die Forschungsgelder für Pflegeforschung. Wäre es hier nicht sozialer – im Sinne von innovativem Handeln –, einen Teil der Finanzen umzuschichten und vermehrt in Praxisansätzen zu forschen, was Menschen mit Demenz wirklich benötigen?

Annähernd jeder, der mit solchen Menschen in Kontakt ist, weiß, dass sie weder Zeitdruck, noch Spannung ertragen. Dass Stress gerade bei diesen Menschen zu Widerstand, Antipathie und Rückzug führt (Bode, 2014). Gerade am Ende des Lebenswegs sollten Menschen solche Situationen weitgehend erspart bleiben. Unsere Gesellschaft braucht, neben fundiert ausgebildeten Fachkräften, Menschen mit Mut und Visionen, die Alternativen in der Demenzpflege und -betreuung aufzeigen und neue Wege gehen. Unsere Gemeinschaft benötigt ein ausdrucksstarkes Engagement aus seiner Mitte heraus, Bürgersinn, oder bürgerliches Engagement wäre hier vielleicht der richtigere Ausdruck.

Ein Netzwerk der Versorgung und Betreuung wäre aufzustellen, welches sich umfassend – mit genügend zeitlichen und finanziellen Ressourcen ausgestattet – um die Menschen mit Demenz während des Fortschreitens ihrer Symptomatik kümmert, sie begleitet, fördert und fordert, sie umfängt, umsorgt und betreut.

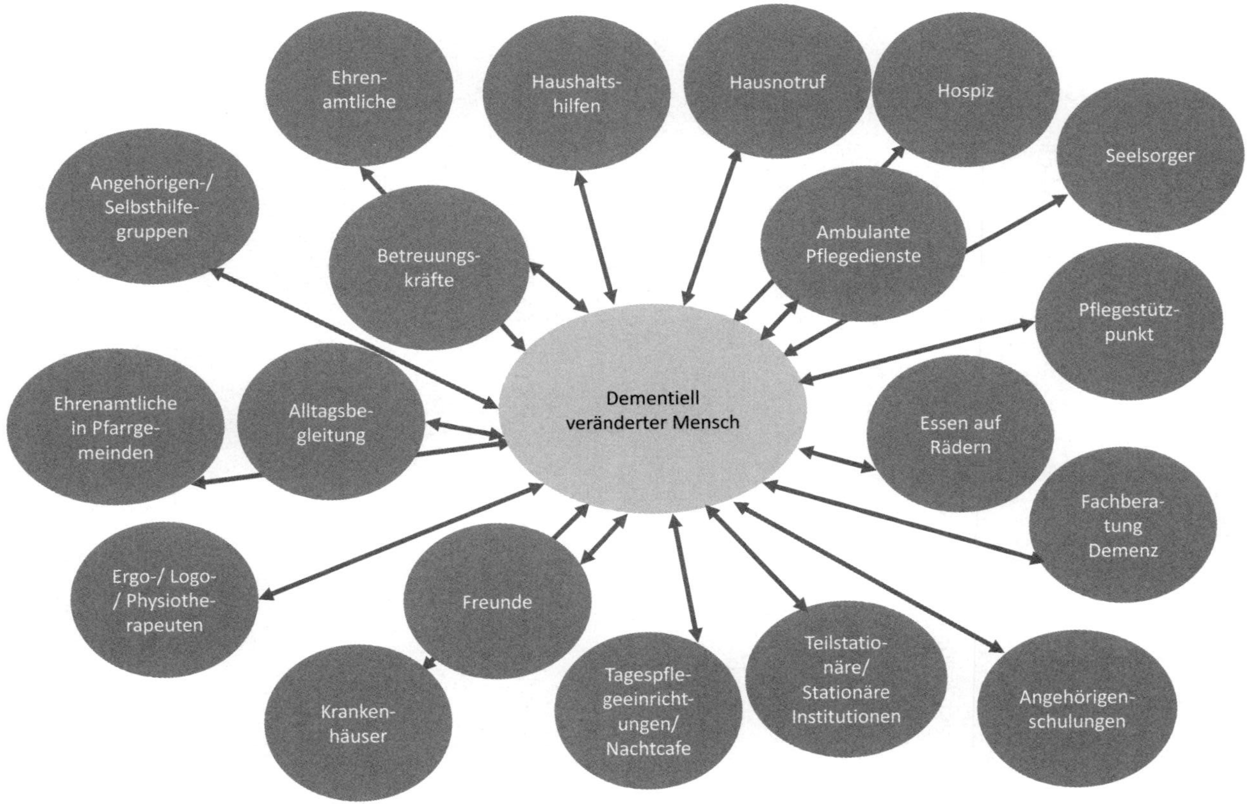

Abb. 1: Netzwerker in der Betreuung und Pflege dementiell veränderter Menschen (nach Isfort, 2012)

Abbildung 1 zeigt, in welchen Versorgungsnetzwerken Menschen mit Demenz optimalerweise eingebettet sein können. Daraus ergeben sich die Herausforderungen für die Gesamtspanne des Lebensweges bis zur letzten Lebensphase: dem Sterben. Unsere Gesellschaft im Allgemeinen, professionell Pflegende, Betreuende und pflegende Angehörige im Speziellen, müssen sich den verschiedensten Aspekten und Herausforderungen stellen und diese annehmen. Dies sollte mithilfe dieses Buches leichter möglich sein können.

Sterben an sich ist etwas sehr Individuelles. So ist auch die Besonderheit des letzten Lebensweges bei Demenz zu erklären, denn: Es ist nicht selbstverständlich, dass Menschen mit Demenz so sterben wie Nichtdemente, schließlich verändert Demenz den Menschen schon im Leben, so ist dies im Sterben wohl auch anzunehmen (Gehring-Vorbeck, 2011).

Es stellt sich auch die Frage, inwieweit ein sterbender Mensch mit Demenz seinen letzten Lebensweg selbst beeinflussen kann und dies damit als eine kognitive Leistung bezeichnet werden muss, welche diesen Menschen in weiten Teilen abgesprochen wird. Auch auf diesen Bereich soll in diesem Buch eingegangen werden. Das Buch ist folgendermaßen aufgebaut:

Zuerst werden zu den verschiedenen Themenbereichen die wichtigsten theoretischen Grundlagen gelegt, um gemeinsam von einem ähnlichen Wissensstand ausgehen zu können. Dann folgen – sofern möglich –

-- BEISPIEL --

Fallbeispiele: In diesem Format werden Einzelfälle aus der Praxis und Alltagsbeobachtung beschrieben.

Und:

!

Merksätze im Sinne von: Was kann getan werden, oder was ist gut zu tun oder Anregungen zum eigenen Handeln.

Und

wenn möglich und notwendig, Ansätze zum Nachdenken und Reflektieren des eigenen Denkens und Handelns, eine Einladung zum Perspektivenwechsel.

Und

ab und an wird es auch notwendig sein, mit einem Exkurs bestimmte Aspekte und Zusammenhänge zu verdeutlichen. Diese Texte werden in diesem Format gekennzeichnet sein.

So kann der Lesende sich leichter im Buch zurechtfinden und auf schnelle Art und Weise von der Theorie zu den Praxisansätzen, Merksätzen, oder Anregungen zu weiterführenden Gedanken gelangen.

Der dementiell veränderte Mensch benötigt große menschliche Zuwendung, Geduld und Verständnis sowie das Gefühl der Geborgenheit und Sicherheit. Eine menschliche, respektvolle Haltung und Fachwissen sind bei der Versorgung der Betroffenen unabdingbar. Die Umwelt muss an die Bedürfnisse und Fähigkeiten der veränderten Menschen angepasst werden, nicht anders herum. Auch eine gute Unterstützung der Angehörigen stärkt die Bedürfnisse der Betroffenen. Eine Weiterentwicklung der Qualität in den Versorgungsstrukturen und den staatlichen Förderungen, von dementiell veränderten Menschen, gehört ebenfalls zu ihren Bedürfnissen (Lützau-Hohlbein, 2007, o.S.) Deswegen nun: *In medias res!*

Verantwortung, Würde, Toleranz und Respekt

Menschen mit Demenz in deren Altern und Sterben zu begleiten fordert von denen, die sie auf diesen Wegen betreuen, große *Verantwortung*, ihr ganzes „Dabei-Sein", ihre individuelle Menschlichkeit, ihre beharrliche Zuwendung, ihre substantielle und stetige Offenheit für den existentiellen Vorgang des Sterbens.

Der Begriff der Verantwortung weist darauf hin, dass jemand Antwort geben soll auf etwas – vor anderen – für etwas, das er getan oder nicht getan hat. Dieses Tun und Handeln ist vom Willen her ein freies, frei entschiedenes Handeln. Das heißt im Weiteren, dass jemand so und nicht anders gehandelt hat, ist dann aber begründungspflichtig gegenüber der Gesellschaft im Allgemeinen und im Besonderen in der Praxis gegenüber den Angehörigen, oder den Vorgesetzten einer Altenhilfeeinrichtung.

BEISPIEL

Darf gegessen werden, wann, was und wie der betreute Mensch es möchte, oder wird an starren Essenszeiten immer noch festgehalten?

Stehen Messwerte im Vordergrund, oder werden innovative Begründungen zur Rechtfertigung herangezogen, wenn der medizinische Dienst der Krankenkassen (MDK) nach Gründen eines beständig sich verringernden Gewichts bei einem Menschen gegen Lebensende fragt?

!

Pflegende sind aktiv in die Verantwortung eingebunden. Sie verantworten die sach- und ordnungsgemäße Durchführung aller Pflege- und Betreuungsmaßnahmen in einem bestimmten Betreuten- oder Stationsumfeld vor den Bewohnern selbst, deren Angehörigen sowie den Vorgesetzten.

Würde, ein Thema, das in diesem Zusammenhang häufig hinterfragt wird, teilt sich gerade bei dementiell und damit kognitiv veränderten Menschen auf in einen inhärenten Anteil, der mit dem Menschen untrennbar verbunden ist, und die kontingente Würde, die ihnen durch das Behandeln durch andere Menschen zugewiesen wird (Rüegger, 2003).

Für alle bedeutet dies, dass Menschen, die Sterbende begleiten, sich auf die verschieden ablaufenden Prozesse des Sterbens einlassen müssen. Kein Mensch stirbt wie der andere, kein Sterbegeleit geschieht so wie ein anderes. Trotz aller Wichtigkeit professionell erkannter Herausforderungen und ebenso professioneller pflegerischer und betreuerischer Interventionen ist es doch die innerste Haltung des Menschen, der Sterbebegleitung betreibt, die substantiell und wichtig erscheint.

Diese Haltung ist immer von einer Beziehung eines Menschen zu einem anderen geprägt – unabhängig davon, ob er als Angehöriger, seiner Berufung, oder es durch seinen Beruf bzw. seine Aufgabe als professionell Pflegender und Betreuender bei diesem versterbenden Menschen mit Demenz ist.

BEISPIEL

Zur Lebensqualität der betreuten Menschen kann dies bedeuten: Hat ein Ehepaar im Pflegeheim Anspruch auf ein gemeinsames Ehebett trotz schwerster Pflegebedürftigkeit eines Partners?

Trennt man Ehepaare und Partnerschaften, nur weil eine bessere Pflege und Versorgung gewährleistet werden kann?

Wie geht man in der Kommunikation, das heißt in der Art des Sprechens, ob laut oder leise, in der Art und Weise des Ansprechens miteinander um?

Wie ist die nonverbale Kommunikation mit Betreuten und auch mitarbeitenden Kollegen und Angehörigen oder auch seitens der Angehörigen mit den Pflegekräften gestaltet?

!

Pflegende und Betreuende sollten den Menschen die Würde, welche er besitzt, bis zuletzt deutlich spüren lassen. Setzen Sie sich dafür ein, alles Machbare zu ermöglichen und gegen sogenannte Totschlagargumente anzugehen. Versuchen Sie, empathisch zu kommunizieren.

Stellen Sie den Menschen in den Mittelpunkt und nicht die Demenz. Bildlich verdeutlicht sieht es dann folgendermaßen aus:

MENSCH mit Demenz anstatt Mensch mit DEMENZ

Toleranz zu zeigen bedeutet, Menschen anders sein zu lassen. Für Menschen im dementiellen Prozess ist es wichtig, so sein zu dürfen wie sie sind, umso mehr an ihrem Lebensende. Sie empfinden mit hoher Wahrscheinlichkeit die gleichen Sorgen, Nöte und Ängste wie andere Menschen in derselben Situation (Gehring-Vorbeck, 2011).

> **!** Nehmen Sie als Pflegende und Betreuende die dementiell veränderten Menschen mit ihren Sorgen und Ängste an. Bleiben Sie im Hier und Jetzt der Situation, anstatt die eigene Realität in den Vordergrund zu stellen.

Dies wiederum wäre echter *Respekt*, der dem Menschen entgegengebracht werden würde. Pflegende können durch ihre Professionalität, besonders aber durch ihre sich darin ausdrückende Individualität, in erheblichem Maße dazu beitragen, dass ein Leben mit Demenz bis zu seinem Ende respektvoll, würdevoll und für die Betroffenen lebenswert bleibt. Dies setzt jedoch voraus, dass sie bereit sind, sich offen und empathisch auf eine Sterbebegleitung einzulassen, wohl wissend, dass das Sterben eines anderen Menschen immer auch sie selbst in ihrem Menschsein betrifft. Ein Beispiel aus der Praxis macht dies auf eindrückliche Weise deutlich.

BEISPIEL

Eine Fachkraft für gerontopsychiatrische Pflege berichtete aus ihrem Pflegealltag auf einer beschützenden Station Folgendes:

Wann immer sie eine im Sterben liegende dementiell erkrankte Frau in ihrem Zimmer aufsuchte und ihr Zuwendung und Aufmerksamkeit entgegenbrachte, hellte sich deren Miene auf. Sie wirkte zufriedener, ausgeglichener und unter diesen Umständen hatte die Pflegende das Gefühl, dass diese Frau in der Folge erheblich unverkrampfter aus dem Leben schied. Dieselbe Pflegende berichtete auch von ihrem persönlichen Eindruck, dass eine intensive Betreuung, wie sie auf einer beschützenden Station mit höherem und angemessenerem Pflegepersonalschlüssel erfolgt, möglicherweise dazu führen kann, dass dementiell und somit auch kognitiv veränderte Menschen, die aus ihrer Verzweiflung heraus sterben möchten, durch diese intensive Pflege gefühlt länger am Leben bleiben möchten.

Pflege kann und darf nicht vom Mensch- und Personsein der an ihr Beteiligten getrennt und auf reine (körper-)pflegerische Tätigkeiten reduziert werden. Das tradierte, alt hergebrachte Bild von Pflegenden als „Berufsberührer", das deren Arbeit und Aufgabenbereich handwerklich und eher negativ konnotiert beschreibt, kann an dieser Stelle positiv ausgelegt werden. Pflegende stellen in ihrem Beruf immer auch ein Stück ihrer selbst dar. Diese Authentizität ihrer Arbeit, die tatsächlich von Berührungen geprägt ist, zeichnet menschlich-empathische Pflege aus. Sie hat nichts mit unangebrachter Nähe zu hilfebedürftigen älteren Menschen und damit einhergehender Geringschätzung ihrer Persönlichkeit zu tun.

Im Gegenteil, gerade durch professionelle Empathie kann eine enge, ehrliche Beziehung zu den zu Pflegenden aufgebaut und ihnen somit Angenommensein und Geborgenheit vermittelt werden. Aspekte, denen nach Berichten von Pflegenden generell eine große Bedeutung zukommt, die am Lebensende für die Betroffenen noch existentieller zu werden scheinen. Pflege in diesem Sinne bedeutet, ein Stück Leben zu teilen und es lebenswert werden zu lassen – hinweg über die begrenzten Möglichkeiten, diesen gemeinsamen Weg zu beeinflussen, die äußerst ungleich verteilt sind (Gehring-Vorbeck, 2011).

Paternalistik in Pflege- und Betreuungssituationen

Menschen mit Demenz nehmen sich möglicherweise aufgrund ihres Mangels einer zeitlichen Perspektive und ihrer veränderten, zum Teil eingeschränkten Sicht- und Empfindungsweise anders wahr.

So liegen große Belastungen und Bürden auf den pflegenden und sorgenden Angehörigen und im gewissen Sinne auch auf den professionell Pflegenden und Betreuenden. Sie sollen und müssen deren Bedürfnisse und letzte Wünsche oft erspüren und mit den daraus folgenden Entscheidungen und Handlungen in ihrem eigenen Leben zurechtkommen (Wilkening & Ohnesorge, 2007).

Solche Pflege- und Betreuungsinterventionen können in manchen Fällen als paternalistisch ausgelegt werden. Als *paternalistisch* wird ganz allgemein eine Handlung bezeichnet, die zum Wohle des anderen, aber möglicherweise gegen dessen Willen getätigt wird. Solche Lösungen werden von den Empfängern und

Nutznießern der Intervention häufig als Bevormundung oder Entmündigung angesehen.

> Pflege, Betreuung und Versorgung von Menschen mit Demenz darf nicht von den Empfängern der Pflegeinterventionen als unterdrückend oder als bevormundend empfunden werden. Dem Gegenüber sollen respektvoll dessen Grenzen aufzeigt werden. In den meisten Fällen kann Ablenken oder ein Führen in eine andere Situation ein Mittel der Wahl sein.

Die klassische Rolle der betreuten und gepflegten Menschen übergibt professionell Pflegenden viel Verantwortung und auch möglicherweise Macht. Die Frage nach Macht und Verantwortung darf aber in einer ethisch einwandfreien Versorgung und Pflege nicht zu Missachtung der Autonomie und der Individualität führen – mehr dazu im nächsten Kapitel.

> Im Fachbereich von Pflege und Betreuung muss jegliches Tun reflektiert werden. Umso mehr, wenn Fachwissen und Können allein nicht mehr ausreichend sind, um Entscheidungen zu treffen.

Es muss weiterhin verstärkt nachgedacht werden, wenn Interventionen dem Berufsethos der professionell Pflegenden, im Sinne von tradierten, also aus Tradition entstandenen, Denk- und Handlungsmustern der bestehenden Situation nicht mehr gerecht werden (Bockenheimer-Lucius & May, 2007).

Alle diese Stichworte führen zu komplexen ethischen Fragestellungen:

- Wie ist ein gutes Leben mit Demenz erreichbar?
- Was ist überhaupt ein gutes Leben mit Demenz?

- Wie ist bei diesen Menschen die Partizipation so lange wie möglich zu erhalten?
- Inwieweit können sie zu einem weitgehend selbstbestimmten Handeln befähigt werden?
- Wann beginnen paternalistische Entscheidungen und Interventionen von Pflegenden?
- Darf ich, oder muss ich das tun, was ich tun *kann*?
- Oder: Darf ich das, was ich kann, auch unterlassen?

Aus pflegerischem Blickwinkel gesehen:

- Was ist Gutes zu tun, bzw. was ist zu lassen oder zu unterlassen?
- Was kann getan werden im Spannungsfeld von Selbstbestimmung und Fürsorglichkeit, von Autonomie und Sorge?
- Wie kann ein differenziertes Würdeverständnis in Zusammenhang mit Demenz am Lebensende geschaffen und beibehalten werden?
- Gegen Lebensende stellt sich oft die schwer zu beantwortende Frage:
- Wann kann und wann darf auf kurative medizinische Maßnahmen verzichtet werden?

Ein Beantworten dieser Fragen mag die Möglichkeit geben, dem Anspruch aus der Charta der Rechte hilfe- und pflegebedürftiger Menschen, Artikel 8 Palliative Begleitung, Sterben und Tod: „Jeder hilfe- und pflegebedürftige Mensch hat das Recht, in Würde zu sterben" gerecht werden zu können (Bundesministerium für Familie & Gesundheit, 2015, S. 20).

So müssen Praxisleitfäden und Konzepte der Sterbebegleitung bei Menschen mit Demenz an verschiedenen Aspekten orientiert sein, wenn sie ethisch reflektiert anwendbar sein sollen.

Autonomie und Selbstbestimmung, Fürsorge, Wohlergehen und Gerechtigkeit

Ein dementielles Syndrom stellt prinzipiell in Frage, was dem Kern menschlicher Kultur und menschlichen Lebens von den ersten Menschheitstagen bis in die Gegenwart innewohnend ist:

Persönliche Autonomie im Denken und Handeln ist eine Folge der Freiheit und Individualität des menschlichen Geistes, wobei sich Autonomie nicht in einer absolut gültigen Wertigkeit definieren lässt.

Leben geschieht in einer Korrespondenz von Freiheit und Angebundensein, von Selbst- und Fremdbestimmung, von Abhängigkeit und Unabhängigkeit.

Menschen werden zeitlebens in gewissem Maß der Sorge und *Fürsorge* anderer Menschen exponiert und verbunden sein.

Demenz, ein Syndrom des Verändertseins und Vergessens, ist ein Zustand im Alterungsprozess oder, unter einem anderen Blickwinkel, eine Erkrankung des Alters, die ein hohes Maß an Sorge und Fürsorge im Fortschreiten des Verlaufes für die betroffenen Menschen erfordert. Der Umgang mit der stetig steigenden Anzahl an dementiell veränderten, wie mit hochaltrigen Menschen überhaupt, wird eine ethische Problemstellung für die dynamisch alternde Gesellschaft Deutschlands und der gesamten zukünftigen Welt sein.

Da bei Menschen in fortschreitenden Demenzprozessen und den professionell Pflegenden ein extrem *verändertes Machtgefüge* herrscht, kann ein Verhandeln bzw. Aushandeln von Hilfe und Pflegeangeboten in Altenhilfeinstitutionen und damit ein hohes Maß an *Selbstbestimmung* nicht konsequent durchgeführt werden.

So können die Betroffenen ihre Rechte kaum mehr, oder im fortgeschrittenen Stadien der Demenz gar nicht mehr, selbst einfordern. Damit ist eine hohe ethische Kompetenz von Seiten der Betreuenden gefordert, um gutes pflegerisches Handeln zu praktizieren oder ethisch vertretbare Entscheidungen im Sinne einer *Selbstbestimmung der Betreuten* zu treffen. Pflegepersonen mit einem profunden klinischen und ethischen Grundverständnis und Urteilsvermögen gelingt es leichter, im Spannungsfeld von Selbstbestimmung und Fürsorglichkeit zu agieren und dabei noch gleichzeitig nicht nur die Wünsche des einen, sondern auch die der in der Umgebung Mitinvolvierten zu berücksichtigen.

BEISPIEL

Dementiell veränderte Menschen kleiden sich manchmal etwas unkonventionell. Durch die veränderten Empfindungen, wie bei einem eingeschränktem Hitze-/Kältegefühl möglich, werden nicht unbedingt jahreszeitlich angepasste Kleidungsstücke bei der morgendlichen oder täglichen Auswahl der Bekleidung berücksichtigt. Teilweise besteht überhaupt kein Interesse an jeglicher Wahl der Kleidungsstücke. Wenn aber im Winter Sommerkleidung gewählt wird, sind Überzeugungsarbeit oder Modifikationen im Tagesablauf anzustreben. Anstatt eines Winterspazierganges, oder einer Spazierfahrt im Rollstuhl, sollte dann vielleicht ein Ausflug in die Cafeteria der Altenhilfeeinrichtung, oder ein Wechsel in ein anderes Zimmer im eigenen Zuhause angedacht werden.

Auch bei Wünschen nach spezieller Kleidung ist, soweit wie möglich, dem Wunsch des Menschen mit Demenz entgegenzukommen. Demenzkranke Menschen im Sterbeprozess benötigen umso mehr eine Umgebung, die ihnen möglichst viel Freiheit gibt und erlaubt. Dazu gehört auch die freie Entscheidungsmöglichkeit bei der Wahl der Kleidung.

In manchen Fällen können die größenmäßig unpassenden Schuhe oder Kleidungsstücke aus dem Nachbarzimmer für die Person wichtiger erscheinen, als das schönere und passendere Kleidungsstück aus dem eigenen Wäscheschrank. Betreuende und Pflegende müssen dies akzeptieren und annehmen können. Dadurch wird unter anderem ein nötiges respektvolles Umgehen mit dem im Sterbeprozess befindlichen Menschen gestaltet. Kognitiv veränderte Menschen können ihre Wünsche oft nicht in die richtigen Worte fassen, umso nötiger erscheint es, empathisch auf diese Menschen zuzugehen und ebenso auf sie einzuwirken.

Einem Menschen würdigend zu begegnen heißt, ihn in seiner Person anzunehmen und wertzuschätzen – egal, wie er in Erscheinung tritt. Natürlich gibt es neben den Möglichkeiten auch Grenzen der Einflussnahme bei der Wahl der Bekleidung. Es ist sehr schwer und darüber hinaus ebenfalls nicht sinnvoll, Menschen mit Demenz davon abzuhalten, etwas zu tun, was andere Menschen als Diebstahl fremder Kleidungsstücke bezeichnen. Hier ist transparentes, aufklärendes Verhalten der professionell Pflegenden bei den „Gesunden" angesagt. Informationen an die betroffenen, anderen Bewohner und deren Angehörige über die veränderten Situationen sind dringend notwendig. Aktuellen Wünschen und Bedürfnissen der dementiell veränderten Menschen sind – wenn irgendwie möglich – trotzdem stattzugeben.

- Welche Möglichkeiten ergeben sich für Pflegende, den Wünschen der Menschen mit Demenz und auch den Ansprüchen an Wetter, Abläufen in der Institution gerecht zu werden?
- Gibt es Absprachemöglichkeiten mit dem Angehörigen bzgl. der Kleidung?
- Wie können Institutionen des Gesundheits- und Altenhilfewesens mit dem möglichen Kleidertausch umgehen, ohne Angehörige zu verärgern?

Für Menschen mit Demenz – deren Welt sich ohnehin von einem Moment zum nächsten ändern kann, ohne dass sie sich dabei darauf verlassen könnten – ist es besonders wichtig, Halt bei den sie umsorgenden Menschen zu finden, damit sie sich in dem Rahmen, den sie selbst beeinflussen können, wohl fühlen. Ist ein dementiell veränderter Mensch bis zum Lebensende in der Lage, seine Kleidung selbst zu wählen, sollte dies weitgehend ermöglicht werden, solange er sich dabei nicht selbst gefährdet, beispielsweise indem er unangepasste Sommerkleidung im Winter trägt. Gewohnheiten oder bevorzugte Kleidungsstücke, wie Röcke bei Damen, eine Lieblingsjacke, sollten unbedingt berücksichtigt werden, da sonst noch mehr Verwirrung anstatt *Wohlergehen* beim Betroffenen entstehen kann, beispielsweise bei Frauen, die nie Hosen getragen haben und sich plötzlich in für sie doch ungewohnten Hosen wiederfinden.

Unter *Gerechtigkeit* ist zu verstehen, dass Handlungen angemessen und gerecht sind. Das heißt, sind Pflegeinterventionen und Handlungen/Maßnahmen der Betreuung wirklich notwendig? Kann es dem Menschen etwas mitgeben, oder erfüllt es nur die Bedingungen und geforderten gesetzlichen Rahmenbedingungen?

BEISPIEL

Im Mittelpunkt der Aufmerksamkeit stehen die Bewohner, Gäste und Betreuten. Mittel- und Ausgangspunkt der pflegerischen Interventionen sind Wünsche, Bedürfnisse und der geäußerte Wille der betreuten und versorgten Menschen.

Vermehrte Unruhe, wie sie ab und an beschrieben wird, kann vielschichtige Gründe haben. Zum einen mag es körperliche Ursachen wie Schmerz, Mundtrockenheit, Hautjucken oder andere geben, die die Unruhen begünstigen. Zum anderen mögen psychologische Ursachen wie Angst, Unsicherheit oder Gründe aus dem sozialen Umfeld dafür herangezogen werden können, um vermehrte Unruhe und einen veränderten Tag-/Nachtrhythmus zu erklären. Vermehrtes In-Sich-Ruhen und Nachinnenblicken kann einen Rückzug in die Eigenreflexion bedeuten. Dies ist kognitiv Veränderten nicht abzusprechen, selbst wenn es für einen Außenstehenden nur schwer nachvollziehbar sein wird.

Die dementielle Veränderung verhindert nicht zwingend menschlich adäquates Verhalten – wie eine mögliche Reflexion der eigenen Situation – wenn sich jemand in sich zurückzieht und inaktiv auf sein Gegenüber wirkt. Die in diesem Moment für ihn bewusstwerdende Einsicht mag ihn möglicherweise wie ein Keulenschlag treffen. Er kann vermutlich nicht adäquat kommunizieren, was ihn beschäftigt, da er die Sprache – die zu den höchsten intellektuellen Leistungen des Menschen gehört – nicht mehr beherrscht. Insgesamt verliert mit zunehmendem Fortschreiten der Demenz und auch oft im Sterbeprozess die Sprache für die Betroffenen an Bedeutung und damit nimmt die Häufigkeit verbaler Kommunikation ab.

> **!** Jemanden trösten, ihm Empathie entgegenbringen, kann für das Gegenüber in scheinbarer Ruhe, aber innerlicher Zerrissenheit sicherheitsgebend und beruhigend wirken. Menschen mit Demenz im Sterbeprozess benötigen immer vermehrt Zuwendung, wenn es auch nicht ersichtlich, oder direkt spürbar ist. Therapiemöglichkeiten von nichtmedikamentösen Ansätzen wie von Kitwood (2016), Musiktherapie oder basale Stimulation können Abhilfe schaffen und dem Menschen im Sterbeprozess und seiner Verzweiflung helfen.

- Muss dann in einer solchen Situation in einer Altenhilfeeinrichtung auf den gesetzlich verankerten Betreuungsanspruch bestanden werden, oder kann die dem Menschen gewährte Zeit des Miteinanders als ein tiefergehendes Gespräch dokumentiert werden?
- Gleich daneben findet sich die Aufmerksamkeit, Achtung für Angehörige und Wertschätzen der Kollegen im professionellen Arbeiten des pflegerischen Umfeldes.

Was ist Demenz?

Im alltäglichen Leben ist Menschen die Demenz auf den ersten Blick nicht anzusehen. Oft treten erst in stressbehafteten Situationen typische Symptome auf, die erkennen lassen, dass ein Mensch an einem dementiellen Syndrom leidet.

Demenz wird erklärt als ein „Verlust an geistigen Fähigkeiten, der mindestens so stark ist, dass er den sozialen Umgang und die Erfüllung der beruflichen Pflichten beeinträchtigt" (Nuland, 2007, S. 165). Lange Jahre mussten vergehen, bevor diese schlichte, aber zutreffende Begriffserklärung benutzt wurde. Die Weltgesundheitsorganisation WHO erklärt aktuell den Begriff folgendermaßen:

> *"Dementia is a syndrome – usually of a chronic or progressive nature – in which there is deterioration in cognitive function (i.e. the ability to process thought) beyond what might be expected from normal ageing. If affects memory, thinking, orientation, comprehension, calculation, learning capacity, language, and judgement. Consciousness is not affected. The impairments of cognitive function is commonly accompanied, and occasionally preceded, by deterioration in emotional control, social behaviour, or motivation." (Weltgesundheitsorganisation, 2017)*

Ins Deutsche übertragen kann man sagen, dass das Demenzsyndrom eine Verschlechterung einer vorher größeren geistigen Leistungs- und Wahrnehmungsfähigkeit darstellt und mit einem progressiven sowie chronischen Abbau emotionaler und sozialer Fähigkeiten einhergeht, der mindestens sechs Monate andauert und über die Veränderungen eines normalen Alterns hinausgeht. Das dementielle Syndrom ist eine schwerwiegende und langanhaltende Funktionsstörung des menschlichen Gehirns (Förstl, 2011, S. 4).

Insgesamt werden heute mehr als fünfzig verschiedene Formen von Demenzen beschrieben, die in unterschiedlichen Häufungen und unterschiedlichen Alterskohorten auftreten können (Bundesministerium für Familie, Senioren, Frauen und Jugend, 2017). Somit werden sie zu einer wachsenden sozial- und gesundheitspolitischen, wie gesamtgesellschaftlichen Herausforderung, wenn man die wachsende Anzahl dieser Menschen adäquat versorgen und am Lebensende würdevoll begleiten möchte.

! Demenz ist nicht gleichzustellen mit einem raschen geistigen und körperlichen Verfall.

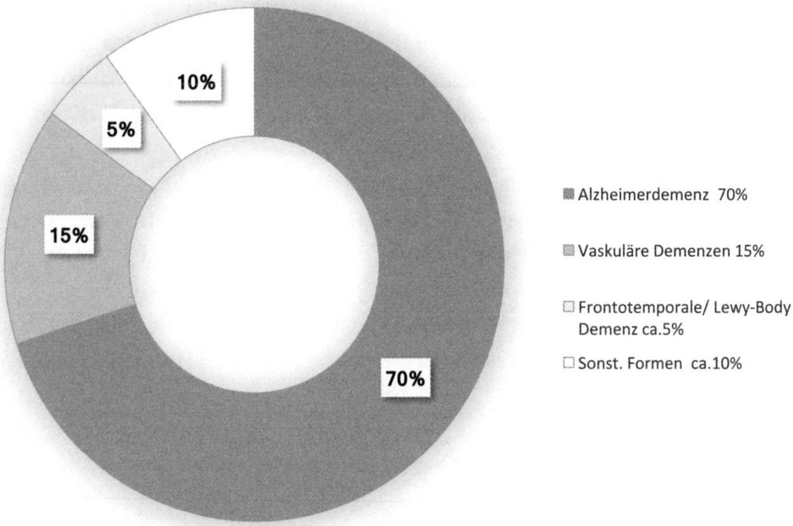

Abb. 2: Formen und Verteilung der Demenzen (nach Bundesministerium für Familie, Senioren, Frauen und Jugend, 2017, S. 9)

Die Diagnose wird gestellt und manchmal vergehen bis zu zehn Jahre bis deutliche Veränderungen festgestellt werden, es kommt dabei allerdings auch auf die Demenzform an. Oftmals vergehen sogar Jahre bis Jahrzehnte bis stärkere, sichtbare Auswirkungen der verschiedenen Formen der Demenz auftreten können. Es ist keine Seltenheit, dass durch Alzheimer Demenz veränderte Menschen mehr als zehn Jahre mit den Veränderungen leben, ohne dass es zu stärkeren – dann auch bemerkten – Veränderungen kommt.

Historischer Überblick zu Demenz und Pflege

Schon in der Antike und im alten Ägypten (Hornung, 1995) haben Autoren und Ärzte beschrieben, dass geistiger und körperlicher Verfall sowohl bei Menschen im höheren Alter als auch bei jüngeren Menschen auftritt.

Das explizite Wort „dementia“ wurde als medizinischer Fachterminus erstmals von dem französischen Arzt Pinel 1801 in der Salpêtrière Klinik in Paris eingebracht. 1835 wiesen James Prichard und 1838 Etienne Dominique Esquirol aus Montpellier in ihren Schriften auf Symptome und Beobachtungen hin, die heute noch in den Standardwerken aufgeführt werden. Esquirol hat den beschriebenen Hirnschwund entdeckt und erstmals beschrieben (Nuland, 2007, S. 169).

Alzheimer veröffentlichte im Jahre 1906 den Artikel „Über einen eigenartigen schweren Erkrankungsprozess der Hirnrinde“. In diesem Werk berichtet er über die erste Fallstudie der nach ihm benannten Alzheimerdemenz. Er beschreibt den Fall einer knapp über fünfzig Jahre alten Frau, bei der nacheinander die Symptome krankhafte Eifersucht, Gedächtnisausfälle, Paranoia, Verlust der Urteilsfähigkeit und des Begriffsvermögens sowie Stupor auftraten. Nach viereinhalb Jahren, zuletzt stark mit Kontrakturen trotz bester Versorgung, verstarb die Frau im völligen Stumpfsinn (Alzheimer, 1906, o.S.).

Medizinische Sicht auf Demenz

Demenz ist aus dem medizinischen Blickwinkel eine Begriffseinheit für eine Reihe neurodegenerativer Syndrome und Erkrankungen, die mit vorwiegend kognitiven Einbußen sowie starken Persönlichkeitsveränderungen einhergeht. In den folgenden Abschnitten werden die häufigsten Demenzausprägungen kurz in ihrer Epidemiologie – also der Ausbreitung, Ursachen und Folgen – sowie der Pathologie – also Beschreibung und Diagnose von krankhaften Zuständen im menschlichen Körper – und auch den Risikofaktoren und Therapieansätzen zu den verschiedenen Demenzformen beschrieben.

Die Diagnose Demenz wird von medizinischer Seite her nach den international anerkannten Kriterien des ICD-10, der internationalen Klassifikation für Krankheiten, festgesetzt. Dabei muss ein attestiertes Nachlassen des Gedächtnisses mit einer erheblichen Beeinträchtigung der Aktivitäten des alltäglichen Lebens einhergehen (Deutsches Institut für Medizinische Dokumentation und Information, 2017, o.S.).

Um den Kriterien der Demenz zu genügen, müssen zusätzlich folgende Bedingungen über einen Zeitraum von mehr als einem halben Jahr gelten:

- Gestörte Aufnahme, Speichern und Wiedergabe neuer Informationen
- Verlust von früher Gelerntem und Vertrautem als nachweisbare Gedächtnisstörung
- Störung der Fähigkeit zum vernünftigen Urteilen
- Verminderung des Ideenflusses mit
- Beeinträchtigung der Informationsverarbeitung
- Alltagsrelevante Einschränkung der Lebensführung

Im ICD-10-GM werden dann in den Unterklassifikationen „F00: Demenz bei Alzheimerkrankheit, F01: Vaskuläre Demenz, F02: Demenz bei andernorts klassifizierten Erkrankungen und F03: Sonstige Demenzen" für die vier Formen der Demenz eingeteilt klassifiziert (Deutsches Institut für Medizinische Dokumentation und Information, 2017).

Neben dieser Klassifikation werden international noch häufig neben den Kriterien des ICD-10-GM für Demenz auch die Kriterien des DSM-5 (Diagnostic and Statistical Manual of Mental Disorders) verwendet (Deutsches Institut für Medizinische Dokumentation und Information, 2017).

Die gängigsten unterstützenden Diagnoseverfahren sind neben der post mortem Biopsie der MMSE oder MMST – Mini Mental Status Examinationtest (Kohn, Kalbe, Georg & Kessler, 2007, o.S.) und der DS-DAT (Discomfort Scale of Dementia of Alzheimer Type).

Weiterhin werden bildgebende Verfahren, wie Kernspin- oder Magnetresonanztomographie oder Computertomographie zur Diagnostik verwendet. So können neben der Anamnese, internistischer und neurologischer Untersuchungsmethoden, laborchemische Prüfung, Liquordiagnostik sowie kleiner apparativer Zusatzdiagnostik (z.B. EKG, EEG) noch die im folgenden beschriebenen Methoden der Diagnosestellung zur Verwendung kommen:

Anhand von Screeningtests, wie DemTect – Demenz-Detektionstest, einem Früherkennungsverfahren auf Befragungsbasis (Kessler, Calabrese, Kalbe, & Berger, 2000, o.S.), kann die Diagnose ebenfalls unterstützend gestellt werden.

CERAD (Consortium to Establish a Registry for Alzheimer's Disease) ist eine neuropsychologische Testbatterie als Standardverfahren zur Abklärung und Objektivierung kognitiver Beeinträchtigungen. Sie ist ein häufig verwendetes Testverfahren zur Diagnosestellung von Demenzen.

Ebenfalls kann mit dem TFDD (Test zur Früherkennung von Demenzen mit Depressionsabgrenzung) – also einem Screening-Verfahren zur Früherkennung, das die Abgrenzung zu einer Depression ermöglicht – oder dem Uhren-Zeichen-Test die Diagnose einer Demenz unterstützend gestellt werden.

Von medizinscher Seite und in den verschiedenen medizinischen Konzepten wird die Demenz eher unter einer naturwissenschaftlichen Zugangsweise entsprechend der physiologischen und somatisierenden Perspektive beleuchtet. Diese objektivierende Sichtweise lässt die Lebens- und Erfahrungsgeschichte der Betroffenen komplett außer Acht. Kognitionsverluste und Veränderungen der kognitiven Fähigkeiten zu Beginn und in der ersten Hälfte des Veränderungsprozesses einer dementiellen Symptomatik können zum Anstoß von Angehörigenseite zu einer Demenzdiagnostik werden. Sie stellen den Betroffenen zur ärztlichen Diagnostik vor. Im Fortgang der Demenz und der weiteren Abnahme der kognitiven Fähigkeiten treten diese in medizinischen Bezügen diagnostisch in den Hintergrund.

So wird stets auf die Verluste der kognitiven Fähigkeiten im dementiellen Veränderungsprozess hingewiesen, kaum aber, welche kognitiven Leistungen ein Betroffener noch erbringen kann (Wetzstein, 2005, S. 128).

Für die frühen Demenzstadien wird zu Therapiemöglichkeiten der Symptomverzögerung geforscht, später werden verstärkt Begleiterkrankungen in den Fokus der Therapie gestellt. Medizinisch gesehen werden somit gerade die Phasen vernachlässigt, in denen ein ärztliches Begleiten und pflegerische Betreuung in einem hohen Maße zu erbringen sind (Wetzstein, 2005, S. 173).

So wäre es wünschenswert, dass sich die praktische Begleitung der Ärzte eher auf die Linderung von Leiden und ein Begleiten der Menschen mit Demenz am letzten Lebensweg fokussiert, anstatt das Hauptaugenmerk auf kausale Therapiemöglichkeiten und Therapievarianten zu legen, die den Demenzentwicklungsprozess stagnieren lassen. Diesen Mangelzustand beklagen Mediziner mittlerweile selbst, wie aus Expertengesprächen zu erfahren ist.

Arten und Formen der Demenz

Im Folgenden werden die einzelnen Formen der Demenzsyndrome explizit dargestellt.

Demenz vom Alzheimer-Typ

Die Demenz vom Alzheimer-Typ (DAT) stellt die mit Abstand häufigste Ausprägung in unserer Gesellschaft dar. Sie kann nach ihrem Erstbeschreiber Alois Alzheimer sich sowohl in einer präsenilen als auch in einer senilen Verlaufsform darstellen. Als eine neurodegenerative Erkrankung tritt sie mit steigender Prävalenz (Krankheitshäufigkeit) im zunehmend höheren Lebensalter auf, sie ist stetig zunehmend von 1% bei bis zu 64-Jährigen auf 35% bei > 90-jährigen Menschen. Die Inzidenzrate (Neuerkrankungsrate) steigt in den gleichen Kohorten von 3,6 auf 66,1 pro 1000 Einwohner und Jahr in Deutschland (Statistisches Bundesamt, 2017; Bickel, 2001, S. 108).

Die Diagnose und Pathogenese der Erkrankung kann aufgrund nicht vorhandener, nicht invasiver diagnostischer Nachweisverfahren nur durch Hirnbiopsie, entweder am Lebenden oder post mortem (nach dem Tod) nachgewiesen werden. Hier ist aber zugleich erwähnenswert, dass keiner der pathologischen Befunde für eine Krankheit wie Demenz ausschließlich spezifisch ist. Die festgestellten hirnorganischen Veränderungen können auch im normalen Alterungsprozess auftreten. Studien dazu sagen aus, dass es keine sogenannten neuropathologischen Schwellenwerte für eine Demenz gibt (Stoppe, 2007). Bei von Alzheimer betroffenen Menschen sterben im Gehirn nach und nach die Nervenzellen ab. Auch die notwendige Verbindung zwischen den Zellen geht dabei verloren. Diese Veränderungen können sowohl eine Atrophie und Schrumpfen des Gehirns als auch Einlagerungen von Amyloidplaques in bestimmten Gehirnregionen sein.

Dabei gehen die sogenannten höheren Funktionen des Gehirns, wie Gedächtnis, Lernen und Urteilsvermögen verloren. Die Menschen verlieren schrittweise ihre körperliche und geistige Selbstständigkeit und sind irgendwann völlig auf Hilfe von außen angewiesen. Oft wird schon vor dem Verlieren der höheren Hirnfunktionsleistungen Gehen, Kauen und Schlucken verlernt und/oder vergessen (Nuland, 2007, S. 160).

Als Risikofaktoren sind allgemein das höhere Lebensalter und eine positive Familienanamnese bekannt. Genetische Faktoren haben inzwischen wissenschaftliche Fundierung erfahren. Häufiger wird eine Wechselbeziehung von Faktoren wie Bildung und sozioökonomische Stellung, Aktivität, Umwelt und Ernährung sowie einer genetischen Disposition für den Ursprung der DAT beschrieben. Dabei muss bedacht werden, dass möglicherweise verschiedene der genannten Faktoren in verschiedenen Beziehungen zueinander, je nach Lebensabschnitt, wirksam werden können. Alkoholgenuss im normalen Maße erscheint nicht demenzfördernd, eher sogar demenzpräventiv zu wirken, bei größerem Konsum jedoch schädigend. Nikotingebrauch wird nach vorliegenden Studienergebnissen ein größeres Risiko zugewiesen (Stoppe, 2007, S. 17).

Zu den Präventions- und Therapieansätzen gibt es viele Punkte zu benennen. Neben einer medikamentösen Therapie gibt es auch nichtmedikamentöse Varianten, wie im nachfolgenden Schaubild ersichtlich ist.

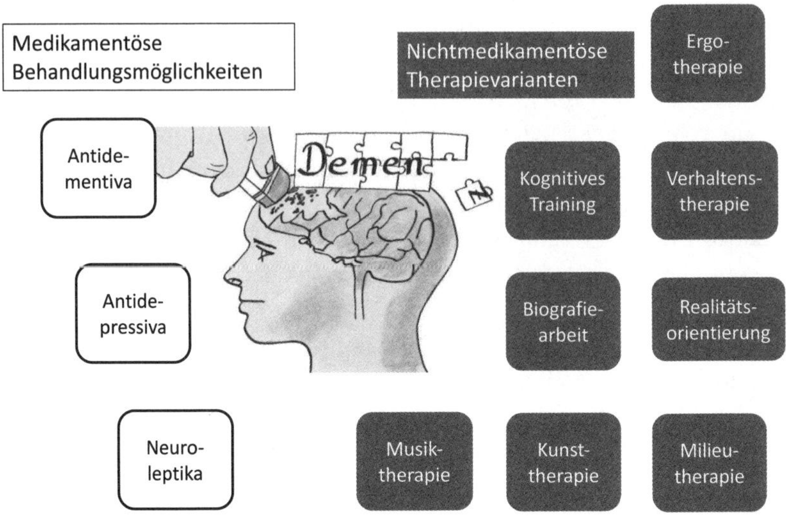

Abb. 3: Behandlungs- und Therapievarianten bei Alzheimerdemenz – in den verschiedenen Stadien, aber z. T. auch bei anderen Demenzen einsetzbar (nach Bundesministerium für Familie, Senioren, Frauen und Jugend, 2017)

Ergotherapie als Therapieform kann zum Erhalt der alltäglichen Fähigkeiten lange Zeit und bis auf den letzten Lebensweg hinzugezogen werden. Sie befasst sich mit der Ausführung konkreter Betätigungen und deren Auswirkungen auf den Menschen und dessen Umwelt. Beeinträchtigungen werden so durch den gezielten Einsatz individuell sinnvoller Aktivitäten behandelt. Dabei nehmen persönliche und soziokulturelle Bedeutung der Beschäftigung, deren Auswirkung auf die Gesundheit und deren Wechselwirkungen mit der Umwelt einen hohen Stellenwert ein.

Ein Beispiel dazu: Man kann sehr lange Zeit mit einem therapeutischen Tisch, d. h. durch gemeinsames, beispielgebendes Essen die Menschen mit Demenz an dem so wichtige soziale Ereignis des Miteinanders teilhaben lassen und so auch die Alltagskompetenz des „Sich-Ernährens" aufrechterhalten.

Verhaltenstherapie versucht, über Verlernen von gestörtem und Erlernen von erwünschtem Verhalten im Fortschreiten der Demenzen bis zuletzt wichtige und richtige Verhaltensweisen zu erhalten. Im Sinne von aufbauender Verstärkung positiver Aspekte kann sie selbst am Lebensende noch sinnvoll sein.

Milieutherapie sorgt im geriatrischen Umfeld und bei Demenz für das Anpassen der materiellen, immateriellen und sozialen Umwelt an das veränderte Wahrnehmen, Empfinden und die kognitiven Fähigkeiten von Menschen mit Demenz. Kunst- und Milieutherapie im Alltag: Auch Stricken, Sticken und andere handwerkliche Arbeiten – egal ob grob- oder feinmotorisch – können Kunst sein! Dabei spielt die Arbeit mit und an der Biographie der Betroffenen eine nicht unerhebliche Rolle. Immer wieder wird hier leider der Fehler begangen, sich nicht auf die aktuelle Situation des dementiell veränderten Menschen in seinem Hier und Jetzt einzustellen, sondern sich nur auf die letzten, kürzer zurückliegenden Jahre der Biographie zu beziehen.

BEISPIEL

Milieutherapie kann auch mit alltäglichen Gegenständen gut durchgeführt werden, hier bietet sich jahreszeitliche Brauchtumspflege an, alles in Erfahrung Gebrachte aus der Biographiearbeit spielt eine wichtige Rolle. Als Beispiele seien genannt:

Im ländlichen Bereich kann im Herbst eine Erntekrone für die Einrichtungsdekoration gestaltet werden, in der Stadt ein Adventskranz gebunden werden, oder die Wohnung, bzw. das Zimmer jahreszeitlich abgestimmt dekoriert werden. So erfährt sich der Mensch bis an sein Lebensende als eingebunden und sicher im sozialen Verbund.

Gottesdienst mit Gesang und bekannten Liedern, Musikinstrumenten, gelebte Religion mit Gebet/Gesang können, wo noch Glaube gelebt und aktiv betrieben werden, manchmal kleine Wunder wirken. Ein Musiknachmittag, oder gemeinsames hauswirtschaftliches Arbeiten geben bis zuletzt Sinnhaftigkeit, Sicherheit und Orientierung.

All dies und die oben genannten Therapien werden nicht als kurativ oder demenzverhindernd eingeschätzt, dennoch sorgen sie für eine bessere und höhere Lebensqualität bis zuletzt.

Zu bedenken sind die Empfehlungen einer vorbeugenden vermehrten geistigen Tätigkeit, körperlicher Aktivitäten, bestimmter Ernährungsumstellung, beispielsweise cholesterinarm und ballaststoffreich, sowie Vermeiden von Alkoholabusus.

Als *medikamentöse Behandlungsvarianten* stehen Antidementiva – wie zum Beispiel Cholinesterasehemmer, Antidepressiva oder Neuroleptika – zur Verfügung.

Medikamentöse Behandlung

Damit sich Menschen mit Alzheimerdemenz gut orientieren und konzentrieren können, benötigen sie Acetylcholin. Dieser Botenstoff ist für die Reizüberleitung im Gehirn mit zuständig. Bei Menschen mit Alzheimer wird dieser Botenstoff nicht mehr ausreichend produziert. Im frühen bis mittleren Stadium lässt sich dies durch Antidementiva noch einige Zeit ausgleichen, sie sind aber zeitlich begrenzt in ihrer Wirksamkeit und Einsetzbarkeit. Wenn die Diagnose Demenz in den verschiedenen Formen und Ausprägungen gestellt wurde, setzt bei vielen Betroffenen als Reaktion eine Depression ein. Antidepressiva wirken dem entgegen. Welche Medikamente hier in Frage kommen, muss die Medizin entscheiden. Genauso kann der Verlust von Nervenzellen im Gehirn selbst Ursache für depressive Stimmungen sein, da bestimmte Stoffe wie Serotonin und Noradrenalin fehlen – Hormone, die ebenfalls für die Signalübertragung im Zentralnervensystem zuständig sind – so fühlen sich die Menschen oft angeschlagen, resignieren und sind antriebslos, ziehen sich aus der Gesellschaft und Familie zurück und sterben schon hier ein Stück weit einen anderen Tod, nämlich den des sozialen Rückzuges und der Vereinsamung.

Manche Menschen zeigen herausforderndes oder aggressives Verhalten, leiden unter Sinnestäuschungen oder Wahnvorstellungen. Neuroleptika können diese Symptome unterdrücken. Allerdings sind diese Medikamente bei dementiell und kognitiv veränderten Menschen eher risikoreich, da sie die Kommunikations- und Wahrnehmungsfähigkeit noch weiter einschränken.

BEISPIEL

Manche Menschen mit Demenz schreien oft stundenlang, für Angehörige und andere betreute Menschen ein oft fast unerträgliches Verhalten. Was könnte dem Menschen fehlen, oder ihn stören, dass er sich nur auf diese Weise dazu äußern kann? Professionell Pflegende und auch betreuende Angehörige stoßen oftmals fast an ihre Grenzen, hier können Eingehen auf die Person, Ablenken und gezieltes Beschäftigen mit diesem Menschen manchmal Wunder wirken.

Vaskuläre Demenzen

Diese Art der Demenz (VAD) besteht aus vielen Mischformen, oft als Folge eines hämorrhagischen Insultes im Gehirn, und macht ca. 20% als reine vaskulär bedingte und ca. 10% aus den Mischformen DAT und vaskuläre Demenz aus (Stoppe, 2007, S. 13; Kitwood, 2016, S. 54).

Zur Entstehung der vaskulären Demenzen ist zu sagen, dass Infarktgeschehen mit Minderdurchblutung im Gehirn die Multi-Infarkt-Demenzen auslösen können, Verschlüsse von Hirnarterien führen zu Nekrosen und damit ebenfalls zu bestimmten Formen einer vaskulären Demenz. Weiterhin können andere neurodegenerative und gefäßbedingte Veränderungen wechselseitig verstärkend auf vaskuläre Demenzformen förderlich wirken.

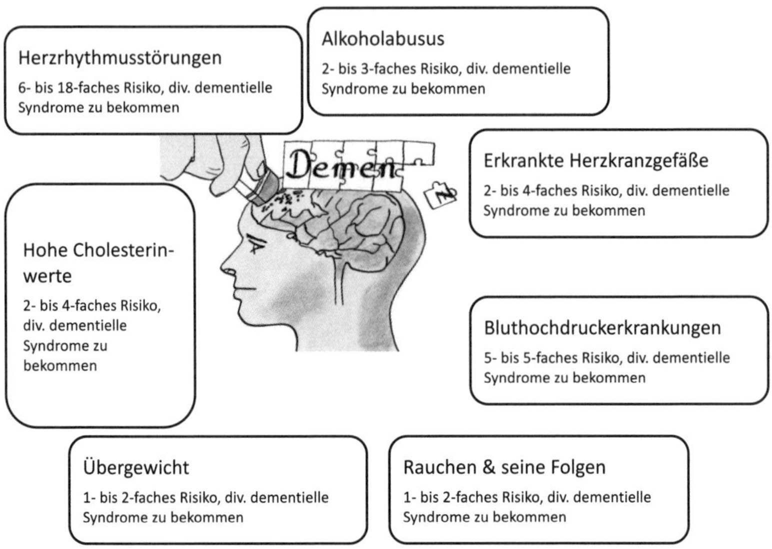

Abb. 4: Risikoeinschätzung zu Alzheimerdemenz und verschiedenen anderen Demenzvarianten (nach Bundesministerium für Familie, Senioren, Frauen und Jugend, 2017)

So stellen koronare Herzerkrankung und Herzrhythmusstörungen, wie im oben befindlichen Schaubild aufgezeigt, eine zwei- bis achtzehnfach höhere Gefahr daran zu 'erkranken' dar. Als weitere Risikofaktoren werden neben den bei der DAT schon benannten Kriterien Hypertonie sowie Gerinnungsstörungen, Übergewicht, erhöhte Blutfettwerte und Diabetes mellitus genannt. In der Therapie gibt es neben den bei Alzheimerdemenz genannten Medikamenten auch den Ansatz der Gabe von thrombozytenaggregationshemmenden – blutgerinnungshemmenden – Medikamenten. Dies gilt jedoch im klinischen Einsatz nicht als Methode der Wahl bei der Behandlung der vaskulären Demenzformen, sondern vielmehr als Reduktionsmöglichkeit schlaganfallsauslösender Begebenheiten (Stoppe, 2007, S. 111). Ansonsten sind die schon bei der DAT aufgezählten Therapievarianten der nichtmedikamentösen Maßnahmen zu benennen. Auch hier gilt: Als unterstützend können die bereits aufgezählten Therapiearten sehr wohl angesehen werden, aber sie werden bei diesem Erscheinungsbild nicht kurativ, also heilend wirken.

„Der Beginn der vaskulären Demenz ist meist schleichend und schwer von der Alzheimerdemenz zu unterscheiden. Im Gegensatz zur DAT stehen nicht Gedächtnisschwächen, sondern v.a. Denkschwierigkeiten, Verlangsamung und vermehrte Stimmungslabilität im Vordergrund des Erscheinungsbildes“ (Deutsche Alzheimergesellschaft, 2016, o.S.).

Durch pathologische Untersuchungen kann eine Kombination von vaskulären und Alzheimerdemenzen nachgewiesen werden. Somit tragen vaskuläre Veränderungen zu Alzheimer bei und umgekehrt. Das bedeutet, dass die Komorbidität/Begleiterkrankung von vaskulärer Demenz und Alzheimer hoch ist (Hamann, 2015, S. 112).

Frontotemporale Demenz und Lewy-Körperchen-Demenz

Erstere hat ein häufig präseniles Auftreten, „mitunter ab dem 20. Lebensjahr zeigt [sie] ihren Häufigkeitsgipfel jedoch um das 60. Lebensjahr. Auf sie fallen wohl 12% bis 15% der präsenilen Demenzen.“ (Stoppe, 2007, S. 15). Hier ist auch eine hohe familiäre Prädisposition/Vorbestimmtheit (50%), wie schon vorher bei der Demenz vom Alzheimertyp zu nennen. Bei der frontotemporalen Demenz degenerieren zuerst die Nervenzellen an Stirn und Schläfen.

In den Stirnregionen sind die sogenannten Benimmregeln verankert. Dieses Wissen verschwindet mit der Degeneration der Nervenzellen und so sind diese Menschen oft sozial auffällig.

BEISPIEL

Bei fast allen Menschen mit frontotemporaler Demenz fallen zu Beginn Veränderungen in der Persönlichkeit und im zwischenmenschlichen Verhaltens – insbesondere Aggressivität, Taktlosigkeit, maßloses Essen, – oder auch Antriebs- und Teilnahmslosigkeit auf. Im weiteren Verlauf entwickeln sich Wortfindungsstörungen, Benennungsstörungen, Sprachverständnisstörungen und fehlendes Mitteilungsbedürfnis bis zum völligen Verstummen. Im weiteren Verlauf kommt es zur stärkeren Beeinträchtigung des Gedächtnisses, die lange Zeit aber nicht so stark – ausgeprägt ist wie bei der Alzheimerdemenz. Die betroffenen Menschen zeigen in der Regel kaum Einsicht in ihre Erkrankung und sind nicht, oder nur erschwert zu einer Therapie zu motivieren.

Da die Ereignisse, die zum Nervenzelluntergang führen, zum größten Teil unbekannt und damit noch nicht beeinflussbar sind, gibt es bisher allerdings auch keine gezielten Therapiemöglichkeiten. Die medikamentöse Behandlung zielt derzeit darauf ab, die Verhaltensauffälligkeiten der Patienten zu mildern. Diagnostisch ist diese Erkrankung durch neuropsychologische Testreihen festzustellen.

Einschlüsse in den Nervenzellen der Großhirnrinde und im Hirnstamm behindern die Kommunikation der Zellen untereinander und lösen die *Lewy-Körperchen-Demenz* aus.

Diese Menschen sind ebenfalls vermehrt psychisch auffällig, ihre körperliche und geistige Verfassung ist stark schwankend. Auch hier kann die Erkrankung erst nach dem Tod des Betroffenen durch mikroskopische Untersuchungen nach einer Hirnbiopsie nachgewiesen werden.

Epidemiologische Grundlagenstudien zu den Risikofaktoren der oben genannten Demenzform sind nicht bekannt. Genetische Faktoren werden, wie bei der vaskulären und der Alzheimerdemenz, momentan parallel untersucht. Endgültige Ergebnisse dazu stehen zurzeit noch aus.

Die (medikamentösen) Therapiemöglichkeiten sind den oben genannten Bildern der anderen Demenzformen häufig sehr ähnlich und unterscheiden sich vielfach nur in Dosierung und Kombination der Präparate und Möglichkeiten.

Aufgrund der immer weiter abnehmenden Alltagskompetenzen der Menschen mit Demenz laufen nicht wenige Pflegende und Betreuende Gefahr, sich übervorsorglich, ja sogar entmündigend zu verhalten.

Dadurch nehmen sie sich selbst die für sie so notwendigen eigenen Freiräume zur Selbstpflege und riskieren dabei, dass die Menschen mit Demenz immer unselbstständiger und pflegebedürftiger werden.

Phasen der Demenz

Klinisch wird ein dementielles Syndrom in die Schweregrade leicht, mittel und schwer eingeteilt. Dabei ist dem Anfang der Demenz kein genauer Zeitpunkt zuzuordnen.

Gehirnzellen verlieren im *frühen Stadium* nach und nach ihre Funktionalität, doch das Steuerorgan Hirn gleicht den Verlust lange Zeit aus. Laut der Forschung ist davon auszugehen, dass bis zu den ersten Symptomen mehr als dreißig Jahre mit einem vermehrten Verlust von Gehirnzellen vergehen können, ohne dass Veränderungen wahrnehmbar sind.

Häufig ist dann erst ein frühes Stadium der Demenz zu benennen, in dem das Gedächtnis leicht retardiert, d.h. verlangsamt ist und es immer schwerer und weniger gelingt komplexe Aufgaben zu erfüllen. Diese Zeitspanne der frühen Phase dauert zwischen fünf und zehn Jahren, manchmal auch länger. Stichtage sind auch hier nicht nachweis- und exakt festlegbar (Wallesch & Förstl, 2017; Wojnar, 2007).

BEISPIEL

Zu dieser Zeit sind Betroffene häufig nicht mehr so gut in der Lage neue Informationen zu behalten. Man liest einen Artikel, ein Buchkapitel und weiß am Ende nicht mehr, worum es anfangs ging. Gegenstände verschwinden auf Nimmerwiedersehen und es fällt schwer, sich auf Gespräche und deren Verlauf zu konzentrieren. Erste Orientierungsprobleme treten in fremden Umgebungen auf, man findet sich nach einer Busfahrt im eigenen Heimatort nicht mehr zurecht (Wojnar, 2007, S. 8;37- 43; Förstl, 2011, o.S.).

Demenz und deren Verlauf gestaltet sich individuell, trotzdem ergeben sich bestimmte Hinweise, die von einem *mittleren Stadium* der Demenzen sprechen lassen. Hier sind Sprache und Sprachverständnis gravierend beeinträchtigt. Satzbaufehler treten auf, Antworten wirken statisch, da diese Menschen den roten Faden und die Leitgedanken des Gesprächs schlichtweg vergessen (Förstl, 2011).

BEISPIEL

Weil sich dementiell Veränderte weniger merken können, fällt es ihnen vermehrt schwer, sich im Alltagsleben zurechtzufinden. Sie sind häufiger weder zeitlich noch räumlich orientiert. In einer fremden Umgebung fällt die Orientierung immer schwerer.

Manchmal ist der Schlaf-Wach-Rhythmus gestört, die Nacht wird zum Tage gemacht. Vergessen und Veränderungen in der Person beschleunigen sich. Die nächsten Angehörigen verschwinden aus dem Fokus, werden nicht mehr erkannt.

Ein einst friedfertiger Mensch wird gereizt und aggressiv. Es ist zu bemerken, wie er sich zu erinnern versucht und wie schwer es ihn trifft, dies nicht mehr zu können – auch wie unglücklich der Mensch darüber ist, zu scheitern. Der Grund hierfür wird nicht mehr begriffen, so schlägt dieses „Schiffbruch erleiden" häufig in Aggressionen und Wut um (Wojnar, 2007, o.S.).

Je länger eine Demenz andauert, desto weniger Fertigkeiten und Kompetenzen bleiben im *späten Stadium oder auch Stadium der schwersten Demenzen.*

BEISPIEL

Die Veränderten scheinen in ihrer eigenen kleinen Welt zu leben. Sie sind komplett auf Hilfe angewiesen, verlieren die Fähigkeit, verbal zu kommunizieren, und werden verhaltensauffällig. Agitiert und kurze Zeit später für lange Stunden regungslos dasitzend, um dann wieder einen Versuch zu starten und die Flucht ins Nirgendwo anzutreten ... Vergangenheit, Gegenwart und Zukunft verwischen, es ist alles gleichzeitig im Hier und Jetzt.

Muskeltonus und Beweglichkeit verändern sich, Verspannungen und Kontrakturen treten auf. Inkontinenz ist nur eine Folge die zu benennen ist (Wojnar, 2007, S. 8).

> **!** Die Stadien können ineinander übergehen, es gibt keine festen Zeitspannen für die verschiedenen Stadien der Demenz. Sicher ist nur: Am Ende der Demenz steht die komplette Hilflosigkeit eines früher agilen, aktiven Menschen.

Es gibt auch andere Formen der Einteilung der Stadien von Demenzen, dies soll nicht unerwähnt bleiben. Die hier verwendete Aufteilung erscheint aber in Anbetracht der großen Bandbreite eine sehr anschauliche, kurze und prägnante Darstellung zu sein.

Demenz als Folge des Alterns oder Krankheit – eine Diskussion

Trotz eines Wandels des Lebensideals vom Jugendwahn hin zur idealen Mitte des Lebens möchten die Menschen nicht alt werden oder alt sein, der Altersbegriff wird schlichtweg wegdefiniert. Die moderne Altersforschung distanziert sich von Klischees und Stereotypien und indiziert ein gelungenes Altern als aktives, gleichzeitig produktives und gleichgesetzt mit einem erfolgreichen Altern als normales Altern (Bethke-Brenken & Brenken, 2012).

Alt ist man erst, wenn man anderen zur Last fällt und sich nutzlos fühlt (Opaschewski & Reinhardt, 2007, S. 48).

Alt zu werden, dementiell verändert zu sein und damit in Folge abhängig, unselbstständig und unmündig zu werden, ist das wahrscheinlich am meisten gefürchtete Risiko des Alterns. Im Bild des älteren dementiell Veränderten vereinigen sich hier mit hoher Wahrscheinlichkeit alle Formen der negativen Altersbilder (Baltes & Baltes, 1992). Damit wiederum entstehen Befindlichkeiten und Haltungen gegenüber dementiell Veränderten.

Menschen werden mit der defizitorientierten Perspektive – dementiell 'erkrankte' Menschen wüssten nichts, könnten nichts und bekämen auch nichts mehr von ihrem Leben mit – auch ihr Verhalten ihrem Gegenüber dementsprechend gestalten.

> **!** **Die Begegnungen mit diesen Menschen – gerade auch am Lebensende und bei einer schweren Form der Demenz – werden darunter leiden, oder werden erschwert, oder können ganz verhindert werden.**

Wie allgemein bekannt ist, nimmt mit zunehmendem Alter die geistige Leistungsfähigkeit ab, kristalline und fluide Intelligenz verändern sich im höheren Lebensalter.

Die kulturell vermittelte kristalline Intelligenz, auch als Pragmatik bekannt, bleibt bis ins hohe Lebensalter stabil und verzeichnet unter Umständen sogar noch einen Anstieg bis hin zum Lebensende. Unter kristalliner Intelligenz fällt unter anderem das Erfahrungswissen. Die biologisch determinierte fluide Intelligenz, auch Mechanik genannt, beginnt bereits mit einem Alter von 25 Jahren Verluste in der Intelligenz zu verzeichnen. Insbesondere sind hier Gedächtnis und Wahrnehmungsgeschwindigkeit zu nennen (Baltes, 1984). Menschen verändern sich und werden anders (Opaschewski & Reinhardt, 2007).

Dies führt in unserer Gesellschaft vermehrt dazu Menschen, relativ schnell mit dem Begriff der Demenz in Verbindung zu bringen. Zumindest Angehörige und Betreuende greifen oft vorschnell zu solchen Erklärungsversuchen. Auch im medizinischen Fachbereich gibt es vermehrt Versuche, Altersveränderungen in Richtung einer Demenz zu erklären.

Das Leben in den späteren Phasen des Alterungsprozesses ist häufig gekennzeichnet vom Abschiednehmen. Die Erfahrung, Abschied nehmen zu müssen von hervorragender Gesundheit, Mobilität und persönlicher Autonomie, in manchen Fällen von einem hohen Lebensstandard und gesellschaftlichen Status, lässt Verlustängste eintreten. Schon oft bevor die gefürchteten Situationen eintreffen, sind diese Gedanken beim alten Menschen inhärent.

So lassen sich Verlustangst, Zukunftsangst und das Beharren am Bestehenden erklären und nachvollziehen. Wie kommt es nun, dass, wenn ein Langsamwerden des Geistes und des Körpers ein unausweichliches Schicksal darstellt, die dementiellen Veränderungen bei Menschen als Krankheit diagnostiziert werden?

Wie interpretiert man die Daten, die Ende der 1980er Jahre aus der sogenannten Nonnenstudie Snowdons, Leiter des Sanders-Brown-Zentrums für Altersforschung, entstanden sind? Seine Forschenden hatten Zugang zum Orden der Armen Schulschwestern von Unserer Lieben Frau (School Sisters of Notre Dame) – einem Orden, der sich der Bildungsvermittlung verschrieben hat – erhalten und konnten in einer Langzeitstudie die mehr als 600 Probandinnen, im Alter zwischen 76 und 107 Jahren, in ihrem Alternsprozess mit regelmäßigen kognitiven Testreihen über Jahre hinweg bis zum Tod begleiten. Manche Ordensschwestern hatten einer Obduktion zugestimmt, so dass man nach deren Tod etwaige hirnorganischen Veränderungen mit den Testergebnissen aus den kognitiven Tests in Beziehung setzen konnte. Ergebnisse aus diesem Test brachten die Forscher zur Verwunderung (Dammann & Gronemeyer, 2009, S. 42). Bei mehreren Schwestern wiesen aus histologischer Betrachtung heraus die Gehirne eine für Morbus Alzheimer typische, krankhafte Veränderung auf. Es wurden deutliche Volumenverkleinerung, Neurofibrillen und auch Plaqueablagerungen diagnostiziert.

In ihrem Verhalten und in ihrer kognitiven Leistungsfähigkeit waren aber keine Zusammenhänge zu einer Alzheimerdemenz nachvollziehbar. Besonders prägnant war der Fall einer mit 85 Jahren verstorbenen Nonne, die zeitlebens geistig rege, studierte und mit einem akademischen Grad versehen war und zutiefst beeindruckte durch die in ihrem Alter noch so scharfe Intelligenz und Urteilsfähigkeit. In ihrem Gehirn fanden sich nach der offiziellen Klassifizierung so viele Plaques, dass sie dem Demenzgrad 6, also dem Endstadium der Alzheimer`schen Erkrankung zugeordnet werden müsste (Dammann & Gronemeyer, 2009).

Genau hier stellt sich dann die Frage, wo die Grenzen zwischen einem krankhaften Zustand und einem normalen Abbau bzw. Ablagerungszuständen von Plaques und Neurofibrillen zu suchen und zu finden sind.

Weitere Studien auf histologischer Basis in den USA und Großbritannien stellen den deterministischen Zusammenhang zwischen hirnorganischen Veränderungen und der Demenz erneut infrage. Die sich ergebenden Zahlen sagten aus, dass in der Alterskohorte zwischen 70 und 103 Jahren, die der Alzheimerdemenz zugeordneten Veränderungen mit annähernd gleicher Häufigkeit bei psychisch gesunden und dementiell veränderten Menschen auftreten (Dammann & Gronemeyer, 2009, S. 55).

Es gibt statistisch gesehen keinen Zusammenhang zwischen hirnorganischen Veränderungen bei Gesunden und den vermeintlich dementiell Veränderten. Demenzsymptome können demnach nicht zwingend von solchen Ursachen abgeleitet werden.

Haass fand in von ihm durchgeführten Studien in den 1990er Jahren an der Harvard-University heraus, dass die Entstehung des Amyloids ein völlig normaler Vorgang ab dem Tag der Geburt ist. Damit ist in allen Menschen gleich die Gefahr der Amyloidplaques angelegt.

Wenn wir nur alt genug werden und genügend Amyloid zu Plaques akkumuliert ist, wird der Nervenzelltod einsetzen, ohne, dass eine Erkrankung vorliegt (Haass, 2006).

Diese Möglichkeit trägt jeder Mensch, der alt werden will oder alt wird, mit sich. In der Zukunft wird es notwendig werden Zusammenhänge zwischen sozialen, familiären und medizinischen Erscheinungen/ Phänomenen herzustellen, um herauszufinden, warum geistige Leistungsfähigkeit in einem Fall bis ins höchste Lebensalter brillant vorhanden bleibt und bei einem anderen Menschen mit ähnlichen Lebensbedingungen extrem stark absinkt. „Vermutlich wird jede einzelne Demenz ihre eigene Geschichte und ihre eigenen Ursachen haben“ (Dammann & Gronemeyer, 2009, S. 73).

Der Neurologe und Psychiater Förstl und sein Kollege Whitehouse geben in Interviews ihre Annahme kund, dass Alzheimer ein natürlicher Teil des Alterns sei (Förstl, 2011).

Whitehouse geht sogar so weit zu behaupten, dass es ein Versuch unserer Kultur sei, die Demenz – einen natürlichen Prozess, den wir als Alterungsprozess nicht kontrollieren und verhindern können – mit der Bezeichnung als Krankheit einen Sinn und Namen zu geben (Whitehouse, 2009, S. 245).

Wißmann und Gronemeyer diskutieren in ihrem Werk „Demenz und Zivilgesellschaft – eine Streitschrift“ die kritischen Nachfragen zum Thema Demenz in der Zivilgesellschaft. Sie postulieren, wenn Demenz eine Erkrankung sei, sei es in der Verantwortung der Medizin und den damit verbundenen Systemen, die Herausforderungen anzunehmen und auch die Kosten hierfür zu tragen. Handelt es sich aber um einen normalen Alterungsprozess mit seinen Eigenheiten einer Demenz, liegen die Verantwortung und die Kosten bei der Zivilgesellschaft und nicht bei Organisationen des medizinischen und gesundheitspolitischen Bereiches (Wißmann & Gronemeyer, 2008, S. 33).

> **!** Demenz kann als ein Stigma angesehen werde, noch einmal verbildlicht in: „Mensch mit DEMENZ anstatt MENSCH mit Demenz“. Böhm (2010, o.S.) vertritt sogar die provokative Meinung, dass Menschen mit Demenz in unserer Gesellschaft als seelisch Leidende in hirnorganisch kranke Menschen aufgrund des Umgangs mit den anderen „normalen“ Menschen verwandelt werden.

Vielleicht sollte damit begonnen werden, Demenz möglicherweise auch als Verhaltenseigenheit im Alter zu sehen, welche mannigfaltige Ausprägungen bis hin zu krankhaften Spielarten für die Gesellschaft bereithält.

Welche Kennzeichen markieren den Übergang zwischen normalem Alterungsprozess und einem krankhaften Zustand?

Der unterschiedliche Diskurs zeigt hier deutlich, dass es keine einheitliche, abschließende Wertung geben kann.

Demenz aus sozialgerontologischem Blickwinkel

Die Gerontologie als Wissenschaft befasst sich mit der

> *„Beschreibung, Erklärung und Modifikation von körperlichen, psychischen und sozialen, historischen und kulturellen Aspekten des Alterns und des Alters, einschließlich der Analyse der alternsrelevanten und alternskonstituierenden Umwelten und sozialen Institutionen" (Baltes & Baltes, 1992, S. 8)*

Der sozialwissenschaftliche Zweig der Gerontologie, die soziale Gerontologie, befasst sich mit dem sozialen Altern der Bevölkerung unter Nichtbeachtung der physiologischen und biologischen Aspekte des Alter(n)s. Lehre und Forschen der sozialen Gerontologie beziehen sich auf soziale Verhältnisse älterer und älter werdender Menschen *in* ihrem Sozialisationsumfeld *durch* die gesellschaftlichen Verhältnisse. Die bearbeiteten Fragestellungen sind neben den altersabhängigen Veränderungen alterstypisches Verhalten und Merkmale des Alters im sozialen Kontext, sowie dessen Zusammenhang in und mit der Gesellschaft.

Dies können sowohl Herausforderungen und Probleme als auch die Chancen sein, die sich daraus ergeben.
Soziale Gerontologie in Bezug auf diese Personengruppe befasst sich mit den sozialen Begebenheiten rund um dieses Aufgabenfeld.

> *„Es ist an der Zeit, das Thema Demenz aus den Ecken der Angst und der Abwehr und einer rein medizinischen Betrachtungsweise herauszuholen und zu einem Thema der gesamten Gesellschaft zu machen: nicht allein für die Betroffenen, für deren Angehörige und für die beruflich damit befassten Personen, sondern auch für die Bürger/innen im Gemeinwesen, die Nachbar/innen, […] sowie für die Beschäftigten in den Ämtern. Menschen mit Demenz und ohne Demenz treffen an vielen Orten aufeinander – in der Familie, in speziellen Einrichtungen der Pflege und Betreuung, aber auch auf der Straße und beim Einkauf, in der Nachbarschaft, in öffentlichen Einrichtungen […]: eben*

im alltäglichen Leben! Demenz ist also kein Thema, das allein Spezialisten aus Medizin, Pflege und Forschung überlassen werden kann. Demenz geht uns alle an!" (Gronemeyer & Rothe, 2008, S. 90)

Soziale und politische Gemeinschaften und auch der einzelne Mensch in der Gemeinschaft sind nicht auf solche Herausforderungen vorbereitet. Im Gegenteil, es werden immer weniger Orte und soziale Milieus vorhanden sein, in denen sich kognitiv veränderte Menschen geborgen und gut aufgehoben fühlen und es auch dort sind. Demographischer Wandel, Vereinzelung und zerbrochene, aufgelöste soziale Bindungen tun hier ihr Übriges. Das „Licht" der im beginnenden und jüngeren Alter gelebten Autonomie, Selbstständigkeit und einer sinkenden Bedeutung nachbarschaftlicher Solidarität sowie gelösten familiären Bindungen, wirft nun im Alter und möglicher Demenz seinen „Schatten" in Form von Einsamkeit, mangelnden sozialen Bindungen und Netzen und anderweitigen Isolationsgründen.

BEISPIEL

Menschen haben häufig in der Mitte ihres Lebens ihre nachbarschaftlichen und freundschaftlichen Kontakte zugunsten von Freiheit der Persönlichkeit und Individualisierung vernachlässigt oder aufgegeben, nun vereinsamen sie in ihren Wohnungen. Um weiterhin ein einigermaßen selbstständiges Leben führen zu können, sind sie gezwungen, als Ältere und alte Menschen – eventuell mit dementiellen Veränderungen behaftet – Versorgung, Pflege und Fürsorge nur mit monetären Belastungen in Anspruch zu nehmen, anstatt aus familiären, oder nachbarschaftlichen Ressourcen schöpfen zu können.

Parallel hierzu wurde in einer aktuellen Längsschnittstudie des Rush Medical Centers in Chicago/USA festgestellt, dass ein stabiles soziales Netz, ein dauerhaft beständiger Freundeskreis und ein regelmäßiger, solider Kontakt zu den nächsten Angehörigen die klinischen Zeichen einer Alzheimerdemenz abmildern können. „The effect of social networks on relation between Alzheimer´s disease pathology and level of cognitive function in old people is [...]" (Bennett, 2009, S. 406) sinngemäß ins Deutsche übertragen bedeutet dies: Je enger das soziale Netz geknüpft ist, desto weniger werden die alltagspraktischen Fähigkeiten und Fertigkeiten berührt, d.h. sie bleiben möglicherweise länger erhalten.

Für Menschen mit dementiellen Veränderungen wird es also entscheidend sein, wie weit und wie lange es möglich ist, sich mit Unterstützung und Engagement anderer Menschen die Selbstständigkeit und damit auch die Akzeptanz durch andere Menschen erhalten zu können und somit ein Leben, eingebunden in der Gesellschaft, außerhalb von Altenhilfe- oder anderen institutionellen Einrichtungen, führen zu können. Bisher sind nur Aspekte beschrieben worden, die den Kleinraum der Umgebung dieser Personengruppe im Fokus haben. Dabei muss gleichzeitig bedacht werden, dass die in der Versorgung Eingebundenen Unterstützung in ihrer wertvollen humanitären Arbeit benötigen und die Gesellschaft, von enormen finanziellen Kosten entlastet wird, diese Aspekte sollten zumindest würdigend zur Kenntnis genommen werden, anstatt Vorbehalte und Befindlichkeiten gegenüber dieser Gruppe zu haben.

Welche Aufgaben muss die Gesellschaft als solche zukünftig wahrnehmen, um der gesamtgesellschaftlichen Herausforderung Demenz entgegentreten zu können? Wie soll in Zeiten von persönlicher Mobilität, Flexibilität und Autonomie mit Menschen umgegangen werden, die diesen Aspekten diametral entgegenstehen, räumlich und zeitlich gebunden, nicht konkurrenzfähig und letztendlich noch kostspielig für die Gemeinschaft sind?

Hier ist als Aufgabe der sozialen Gerontologie zu sehen, durch empirische Forschung Daten für angestrebte Lösungsansätze zu generieren, um beispielsweise einer Ausgrenzung von Menschen mit Demenz entgegenwirken zu können und eine möglichst lange Spanne der sozialen Teilhabe außerhalb jedweder Institution, wie Altenhilfeeinrichtungen oder anderen neueren Wohnformen bis ans Lebensende zu ermöglichen.

BEISPIEL

Durch den Wunsch, Betroffene zu schützen, oder auch aus der eigenen Betroffenheit heraus, erfolgt bei Demenz häufig ein Rückzug aus dem Alltag. Dadurch entsteht auch eine Art des Ausschlusses und der selbstgewählten Ausgrenzung aus der Gesellschaft. Auch am Ende des Lebensweges dementiell Veränderter kann sich die soziale Gerontologie einbringen, indem sie die sozialen Verhältnisse Sterbender *in* ihrem Sozialisationsumfeld *durch* die gesellschaftlichen Verhältnisse erforscht und durch die Evaluation der Ergebnisse Konzepte oder zumindest Empfehlungen herausgibt, die eine weitere Exklusion dieser Personengruppe verhindert.

Sterben und Tod

„Bedenkt: den eigenen Tod, den stirbt man nur, doch mit dem Tod der andern muß man leben!“ (Kaléko & Mümmler, 2012, S. 227)

Sterben und der damit verbundene Sterbeprozess kann aus mannigfaltigen Blickwinkeln beleuchtet werden. Sterben bedeutet, sich zeitlich am Ende seines Lebens zu befinden, eine Zeitspanne, wenn es länger dauert, möglicherweise ein Zeitpunkt, wenn es plötzlich und unerwartet für alle eintritt. Einen genauen Unterschied zwischen Sterben und Tod zu finden, erscheint nur schwer möglich.

Was nach Sterben und Tod auf den Menschen zukommt, ist für alle gleichermaßen fremd, manche Menschen hoffen auf das Ende, während andere dies fürchten. Das einzig Bekannte ist die Unauflöslichkeit des Sterbens und des darauffolgenden Todes. Jeder Mensch im Allgemeinen und der Sterbende mit einer Demenz im Speziellen nähert sich seinem Lebensende auf eine individuelle und damit einzigartige Weise und relativiert damit alle allgemeinen Aussagen zum Sterbeprozess. Sterbende allgemein und sterbende dementiell Veränderte explizit sind sozusagen Grenzgänger.

BEISPIEL

Sterbende kommunizieren für uns Lebende verschlüsselt und oft verklausuliert in Symbolen und Bildern, die uns absurd und verwirrt vorkommen. Sie scheinen sich zum Teil schon auf Ebenen zu befinden, die den Nichtbetroffenen unzugänglich sind.

Eine Dame mit Hemiparese rechts nach Apoplex, die ihren rechten Arm bereits seit fünf Jahren nicht mehr selbstständig bewegen konnte, hob in den letzten beiden Tagen vor dem Lebensende immer wieder beide Arme nach oben und rief nach ihrem Bruder, der sie laut eigenen Aussagen begrüßte. Sie sagte immer wieder zu ihren Angehörigen: „Da, wo ich jetzt hingehen darf, ist es viel schöner als hier.“

Die Bedeutung von Tod und Sterben bei Menschen mit Demenz können wir uns schwer vorstellen.

> *„Die Störung der Gedächtnisleistungen führt zu einem langsamen Verlust des Zeitgefühls. Indem die unmittelbar vergangenen Ereignisse vergessen werden, [...] lebt [er] also in einer Welt, zu der der Tod noch keinen Zugang hat und in der das erlebte Sterben anderer meist sofort vergessen wird" (Wojnar, 2007, o.S.).*

Bei einem sterbenden Mensch ist häufig ein Verringern der körperlichen Energie zu bemerken. Der Sterbende möchte nicht mehr essen, dämmert dahin, verliert sein Zeitgefühl, ist dennoch oft unruhig. In den letzten oder allerletzten Tagen, manchmal auch Stunden erfährt der Sterbenden häufig noch ein heftiges Aufleben. Er äußert Wünsche, vermittelt lang vermisste Bedürfnisse. Bei Menschen mit dementiellen Veränderungen werden oft ein plötzliches Entspannen und/oder die Kommunikationsfähigkeit kurzzeitig wiedererlangt. Die Menschen sprechen von – zum Teil auch mit – bereits Verstorbenen oder nicht Anwesenden, mit Menschen, mit denen sie zu aktiven Zeiten noch Dinge hätten klären müssen. Besserung kann wieder auftreten, um kurze Zeit später in ein noch tieferes Wellental umzuschlagen.

BEISPIEL

Eine 89 Jahre alte Dame, schwer dementiell verändert, sprach über Wochen und Monate kein einziges Wort mehr. Am Vorabend ihres Ablebens fragte sie bei der anwesenden Tochter nach ihrem Lieblingsessen und wünschte sich dies zum Abendessen. Mit großem Appetit verspeiste sie die schnell in einer Gaststätte besorgten Kartoffelklöße und den Braten. Danach äußerte sie noch den Wunsch, aus ihrem Kleiderschrank ein bestimmtes Kleid und einen Schal für „später zum Anziehen" an den Fußrand des Bettes gelegt zu bekommen. In der Nacht verstarb sie friedlich und mit einem leichten Lächeln im Gesicht wurde sie am nächsten Morgen im Bett aufgefunden.

Während der eingetretene Tod eines Menschen medizinisch und juristisch klar festlegbar und bestimmbar als Hirntod und irreversibles Erlöschen des menschlichen Lebens auf der Erde beschrieben werden kann, werden unter dem Vorgang des Sterbens – je nach Kultur, Religion und Weltanschauung – verschiedene Zeitspannen und Situationen verstanden.

Zelltod – oder: Wie stirbt der Mensch eigentlich?

Aus dem biologischen Blickwinkel heraus betrachtet hat das Sterben eines menschlichen Wesens folgenden Ablauf:

- Einschränkung der Wahrnehmung durch verringerte Hirnaktivität;
- Atemtiefe und Atmungshäufigkeit nehmen ab.
- Das Sehvermögen verringert sich.
- Die Funktionalität des Hörvermögens wird geringer.
- Das Sehvermögen verschwindet vollends.
- Es setzt der Herzstillstand ein.

Darauf folgt direkt, innerhalb kürzester Zeit der Hirntod mit einem Funktionsverlust aller Hirnzellen. An Herzstillstand und Hirntod anschließend beginnt die Zersetzung der Zellen im Körper durch die fehlende Aufgabenwahrnehmung des Stoffwechsels, das heißt, dem Ausbleibenden des Zur-Verfügungstellens von Sauerstoff sowie Nährstoffen und dem Abtransport der Abfallprodukte aus der Stoffwechselarbeit. So sterben die Zellen ab.

BEISPIEL

Den Beginn machen dabei Gehirnzellen, kurze Zeit später beginnt das Absterben der Zellen im Bereich des Herzgewebes. Dann folgen in der Reihe Leber- und Lungenzellen. Hingegen bleibt die Funktion der Nierenzellen noch ca. ein bis zwei Stunden aufrechterhalten.

Aus dem biologischen Blickwinkel ist das Sterben ein Multiorganversagen in aufeinanderfolgender Reihe.

Hirntod – oder: Wann ist der Mensch wirklich tot?

Rein medizinisch gesehen, ist Sterben als Kettenreaktion infolge eines Aussetzens aller zum Leben notwendigen Organen und Organfunktionen zu sehen. Durch die Mangelversorgung an Sauerstoff ist zuerst ein Versagen der Hirnfunktionen zu beschreiben, der Hirntod. Dieser Zeitpunkt des Hirntodes wird rechtlich als der Todeszeitpunkt definiert. Vorher kann durch erfolgreiche

Reanimation – Herzdruckmassage und regelgemäße Beatmung – der Organzerstörung primär und kurzfristig Einhalt geboten werden. Mit dem Hirntod und dem Funktionsverlust der Hirnzellen fällt das Steuerungsorgan aller zentralen Lebensfunktionen weg, die verschiedenen Organe versagen in definierten Abständen.

Seit 1968 wird nach einer von der Harvard University entwickelten Definition der Hirntod auf vier Befunden basierend erklärt:

- „Unumkehrbares Koma
- Ausfall aller Hirnstammreflexe
- Fehlende Eigenatmung
- Stillstand der Blutzirkulation im Gehirn"
- Die Körpertemperatur sinkt, Totenflecken werden sichtbar und die Totenstarre setzt ein." (Schäfer, 2017, o.S.)

Was die Definition des Hirntodes als eigentlichen Tod betrifft, gilt es zu bedenken, dass hier auch Präferenzen zur Organentnahme und -transplantation in der Definition eine Rolle spielen könnten. In Großbritannien gilt allein das Kriterium des Stammhirntodes als alleiniges Todeskriterium. Warum, mögen die nächsten Zeilen erklären: Eine besondere Bedeutung beim Versagen der Gehirnzellen hat nämlich der Bereich des Hirnstamms, der aus dem Mittelhirn, der Brücke und dem verlängerten Mark besteht.

Selbst, wenn andere Bereiche des Gehirns bereits zerstört sind, können die Zentren des Hirnstammes den Patienten in einem vegetativen Zustand am Leben erhalten. Er atmet, schluckt reflexartig, reagiert auf Schmerzreize mit sichtbarem Gesichtsverziehen, kann lächeln, es können Tränen fließen. Dieser Zustand kann über Jahre und Jahrzehnte hin anhalten, bei guter medizinscher Betreuung ist ein Verharren in dieser Situation von 15 und mehr Jahren keine Seltenheit. Trotzdem sind die beschriebenen vegetativen Ausdrücke bei vielen Menschen nicht mit unseren Erklärungen von Leben in Einklang zu bringen. In der Abbildung 5 sind die unterschiedlichen Funktionsverluste und damit im weiteren Sinn auch die Sterbeprozessverläufe bei den häufigsten Krebsleiden, Herz- /Lungenerkrankungen sowie bei allgemeiner Gebrechlichkeit und Demenz dargestellt. Anhand der Schaubilder ist eine nachweisliche Verschiedenheit der Sterbeprozesse bezüglich eines Funktionalitätsverlustes des Körpers zu bemerken. Insofern ist von einem einheitlichen Ableben als solchem, nicht auszugehen.

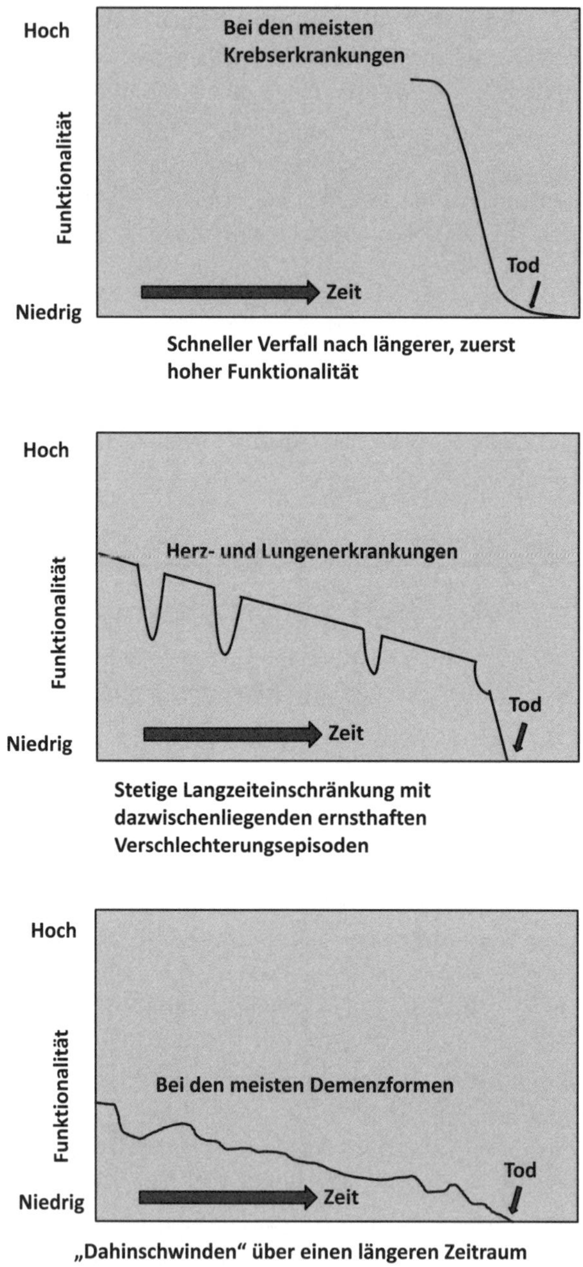

Abb. 5a–c: Eigene Darstellung der körperlichen Funktionsverluste im Sterbeprozess verschiedener Krankheiten und Demenz (nach Lynn & Adamson, 2003)

Abbildung 5a–c verdeutlichen neben der Unterschiedlichkeit eines Sterbeprozesses in der Besonderheit des einzelnen Menschen, auch den Unterschied der abnehmenden körperlichen Funktionen im Verlauf verschiedener Krankheitsbilder.

Während das Sterben bei kanzerösen Erkrankungen mit einem jähen Abfall der körperlichen Funktionalität in einem definierten Zeitraum einhergeht, bei Herz- Kreislauf und Lungenerkrankungen zeitlich intermittierende Verschlechterung und Verbesserung des Allgemeinzustandes festzustellen ist, birgt der Sterbeverlauf bei Demenz und allgemeiner Gebrechlichkeit einen wellenartigen, langanhaltenden Abfall der Funktionalität in sich.

Religionen und Philosophie zum Thema Sterben, Tod und Hirntod

Degrazzia (1999), ein amerikanischer Philosoph geht davon aus, dass es für Menschen mit Demenz, die sich in ihrer Persönlichkeit verändert haben, kein Kontinuum, also Fortbestehen bzgl. Wünschen, Glaubenseinstellungen, Erinnerungen und früheren Willensbekundungen gibt. Auf der rein biologischen und juristischen Ebene bleibe er aber dieselbe Persönlichkeit.

Im Falle von Demenz, speziell auch der Alzheimerdemenz, wird gerade dies von Fachautoren aus dem Bereich der Psychologie stark angezweifelt: Von einer Identität könne nur dann ausgegangen werden, wenn ein ausreichender Anteil des Gehirns existiert und damit die Fähigkeit besteht, mentale Zustände aufrecht zu erhalten und deren Erinnerungen zu bewahren. Bei den meisten Demenzformen geht aber gerade die Fähigkeit autobiographischer Gedächtnisleistungen verloren. Andere Konzepte der Person und personalen Identität gehen davon aus, dass sich eine Person durch bewusste Fähigkeit von Erfahrungen und beabsichtigter Handlungen und seiner Taten darstellt. Davon kann man maximal in den Frühstadien einer Demenz ausgehen, nicht mehr aber in den späteren Verlaufsformen.

Die Frage der Durchführung therapeutischer und lebensverlängernder Maßnahmen – wie Behandlung im Krankenhaus, Legen einer Magensonde – im Sinne und nach dem Wunsch der oben genannten gestaltet sich dann sehr komplex. Wenn eine Person nicht mehr verbal kommunikationsfähig und möglicherweise nicht mehr entscheidungsfähig ist (im rechtlichen Sinne gemeint), hat sie möglicherweise trotzdem noch Wünsche und Vorstellungen – kann, oder wird sie aber nicht mehr äußern.

Wie geht dies mit dem ehemals geäußerten Wunsch nach dem Unterlassen lebensverlängernder Maßnahmen und Therapien einher? Für alle Beteiligten ist dies eine schwer zu beantwortende Frage, denn viele dementiell veränderte Menschen erscheinen den Nichtbetroffenen als mit ihrem Zustand zufrieden. Sollte man hier schon den Wunsch aus früherer Zeit folgen und Therapien zur Bekämpfung sekundärer Erkrankungen erst gar nicht beginnen? Oder, ist dem momentan anscheinend angenommenen Zustand der Demenz Achtung zu schenken und Therapien zu beginnen, oder fortzuführen?

Auf die Realität eines Menschen mit Demenz heruntergebrochen gilt es darüber nachzudenken, wie mit solchen Entscheidungen auch im Hinblick auf ein mögliches Sterben umgegangen werden muss.

Wenn nun der Tod durch das Hirntodkriterium juristisch das Sterben des Menschen bestimmt, sollte der Begriff des Todes an sich genauer beleuchtet werden. Die nachfolgenden Gedanken sind in Anlehnung an ein Positionspapier entstanden das im Deutschen Ärzteblatt 1993 erschienen ist: Tot oder lebendig zu sein ist eine Eigenschaft des ganzen Menschen, dieser wiederum ist nicht nur Körper alleine, sondern eine Einheit aus Körper, Geist und Seele. Der Begriff der Person ist mehrdeutig, je nachdem aus welchem Blickwinkel er gesehen und beleuchtet wird. Philosophische, juristische, oder theologische Sichtweise gehen hier nicht in einer Meinung.

Bei Platon überlebt die Person – ähnlich wie im christlichen Denken – die Seele, den materiellen menschlichen Körper. Das heißt, der Mensch kann tot sein, sein Geist lebt weiter. In der modernen Philosophie ist das Personsein an (Selbst-)Bewusstsein gebunden, was wiederum bedeuten kann, dass schon lange vor dem physiologischen Tod eine Person nicht mehr existiert. So, um Beispiele zu nennen, bei Wachkomapatienten, bei ständiger Bewusstlosigkeit und auch bei bestehender Demenz könnte es so gesehen werden.

Die Benennung des Todes als Hirntod lässt die Vermutung aufkommen, es gäbe noch andere Tode zu definieren. Außerhalb eines mit bester Technik ausgestatteten „Lebensraumes“ wie Kliniken und Gesundheitseinrichtungen bleibt weiterhin der nicht umkehrbare Herz-Kreislauf-Stillstand der *eine* Tod an sich. Demnach wäre dann der Hirntod als *ein* Kriterium des Sachverhaltes Tod zu sehen.

Weiterhin muss der Ausfall, sowohl der zentral gesteuerten vegetativen Körperfunktionen, als auch der Ausfall seines Bewusstseins und Selbstbewusstseins gemeinsam stattfinden, sonst wäre ein Mensch im Wachkomma oder ein Mensch mit Demenz – der sich nicht mehr zu seinem Bewusstsein äußert – oder äußern kann, per se als tot zu erklären.

Tod bedeutet also nicht nur ein Zerfallen und Ausfallen der Funktionen des Ganzen und seiner Teile – was nicht heißt, dass nicht Teile des Ganzen autonom weiterfunktionieren können –, sondern den totalen Ausfall eines sogenannten kritischen Systems, einschließlich des Bewusstseins und Selbstbewusstseins. Fällt alles aus, was das Individuum zum Erhalten seiner Existenz benötigt, ist von Tod zu sprechen. Weder Hirn- noch Herz-Kreislauf-Tod alleine geben Auskunft, was der Tod ist, sie sind zwei gleichrangige Kriterien eines gleichartigen Todes.

Die christlichen Kirchen erkennen den Hirntod als Tod eines Menschen an, weisen aber ausdrücklich darauf hin, dass es keine erschöpfende Todesdefinition gibt. Was andere Glaubensrichtungen betrifft, sind in Islam und Buddhismus die Meinungen dazu nicht einheitlich definiert. Im streng christlich-orthodoxen Glauben ist er gar nicht akzeptiert und nach jüdischen Glaubensauffassungen hat die Halacha, das überlieferte jüdische Recht, keine eindeutige Lehrmeinung.

Im Angesicht des Todes spricht man im jüdischen Glauben die ersten Zeilen eines Gebetes namens „Sch(e)ma Jisrael", außerdem für die Versterbenden und nach dem Tod das Trauer-Kaddisch, dass im Wortsinn dem christlichen „Vater unser" ähnlich ist.

In Deutschland leben mehrere Millionen Muslime. Auch hier sollte ein kurzer Einblick in den Umgang mit Tod und Sterben gegeben sein, denn zukünftig werden professionell Pflegende auch mit diesen Zusammenhängen in Altenhilfeeinrichtungen und anderen Institutionen des Gesundheitswesens konfrontiert werden.

BEISPIEL

Im Islam ist der Tod nicht das uneingeschränkte Ende, sondern das Ende einer Zeitspanne, die dem Menschen auf Erden zur Verfügung steht. Die Seele verlässt den Körper beim Sterbeprozess, damit hat der Geist auch keinen Einfluss mehr auf Organe und Körper, am Tage des Jüngsten Gerichtes werden sie sich wiedervereinigen. Dem sterbenden, wie dem toten Menschen wird derselbe Respekt und die gleiche Würde entgegengebracht wie einem Lebenden. Gebete und Lesen der Suren begleiten diesen Prozess.

Muslime beten zum Ehrerbieten Allahs die fünf täglichen, oder eigene, freie Gebete oder das Glaubensbekenntnis (153. Vers der 4. Sure) aus dem Koran.

Zeugen Jehovas betrachten die Menschenseele als lebende Person selbst, die beim Tod stirbt. Auferstehung bedeutet Rückkehr aus dem Leben und findet während der Tausendjährigen Herrschaft Christi im Paradies statt, welche nach ihrem Glauben in naher Zukunft bevorsteht. Glauben an eine Auferstehung ist während des Sterbens eine tragende Kraft, Rituale und Zeremonien sind eher unerwünscht. Beistand und Trost von Familien- und Glaubensmitgliedern sind gewünscht.

Der Buddhismus sagt: Alles Leben ist Leiden, das durch Meditation und Mäßigung überwunden werden kann. Wichtigster Punkt ist die Idee vom Karma, einem Weiterwirken des eigenen Handelns auch nach der Wiedergeburt – also in den folgenden Reinkarnationen des Gestorbenen.

Der Atemstillstand ist für Buddhisten nicht mit dem Tod gleichzusetzen. Im Leichnam sind Energien vorhanden, der Geist muss noch verschiedene Phasen bis zur Auflösung durchlaufen (Ahorn AG, 2018).

Der Körper des Verstorbenen sollte daher einige Zeit, im Tibetischen Buddhismus sogar drei Tage, völlig in Ruhe gelassen werden. Er soll nicht berührt werden; so sollten z. B. auch die Augen nicht zugedrückt werden, da damit die Sterbeprozesse beendet werden.

Der Hinduismus gehört zur prägenden Religion des gesamten indischen Subkontinents. Es ist eine Begriffseinheit für zum Teil sehr verschiedene und vielfältige religiös geprägte Lehren. Dies zählt für Charakter und Anzahl der dementsprechend verehrten Götter. Auch für die Vorstellungen, wie sich die Erlösung aus dem ewigen Daseinskreislauf gestaltet.

Vereinigend sind das zyklisch-periodische Denken, die Vorstellung eines Gesetzeszusammenhanges von Ursache und Wirkung welches den Kosmos und menschliches Schicksal bestimmt – das Karma – und die Annahme einer ständigen Wiedergeburt bis zum Ausscheiden aus dem Kreislauf der Wiedergeburt (Ahorn AG, 2018, o.S.).

BEISPIEL

Sterben und Tod bedeutet dem Menschen nicht Verzweiflung, sondern Befreiung, Übergang in eine neue, andere Existenz. Sterben und Tod sind Hindus vertraut und in ihrem täglichen Leben allgegenwärtig. Trotzdem trauern sie. Ein kahlrasierter Kopf gilt bei Söhnen von Verstorbenen als Zeichen der Trauer. Zum Andenken an Verstorbene werden fließenden Gewässern Kerzen übergeben, am entsprechenden Jahrestag werden Opfergaben gebracht.

Sozialer Tod – eine Erscheinung moderner Kulturen

Aufgrund der demographischen Veränderungen, wie schon angesprochen, einer geringeren Säuglingssterblichkeit, Zunahme der Langlebigen, verschiebt sich der Zeitpunkt des Sterbens immer weiter ins höhere Alter. Da viele alte Menschen nicht mehr im Berufsleben stehend, aus dem Familienverband herausgenommen, in anderen Wohnformen als dem genannten Familienverbund ihr höheres Lebensalter verbringen, findet langsam ein Sterben der sozialen Bezüge statt. Mit diesem Absterben der sozialen Bindungen, dem Rückzug aus der Gesellschaft auf Raten und dem manchmal erzwungenen Abgeben von Rollen und Aufgaben beginnt auch der soziale Tod. Auch muss an diesem Punkt die Isolation aufgrund der selbstgewählten Vereinzelung angesprochen werden.

Langlebigkeit geht häufig Hand in Hand mit der Kurzlebigkeit von sozialen Beziehungen und Bezügen. Familiennetze werden aufgrund sinkender Geburtenrate dünner, auch hier kann dem sozialen Tod Vorschub geleistet werden. Besonders in Alter, Krankheit, Demenz und bevorstehendem Sterben kann sich dies negativ auswirken (Grond, 2004, o.S.). Grond spricht mehrmals diesbezüglich von einer Art der „sozialen Euthanasie“, wobei dieser Begriff aufgrund seines negativen zeitgeschichtlichen Hintergrunds m. E. eher als überdimensioniert erscheint. Sterbende möchten von Ihrem Umfeld geachtet dem Tod entgegengehen, nicht sozial isoliert, institutionalisiert und an den Rand der Gesellschaft gedrängt den sozialen Tod sterben, bevor der körperliche Tod eintritt.

In der Vergangenheit waren Tod und Sterben ein Bestandteil der Gesellschaft und der Alltagskultur (Wilkening & Kunz, 2005, o.S.). In der heutigen Zeit wird Tod und Sterben häufig als Betriebsunfall einer alles möglichmachenden Medizin gesehen. Die vorher bekannten und gängigen Bewältigungsstrategien sind in unserer Kultur nicht mehr eingeführt.

Gerade dies kann häufig auch bei professionell Pflegenden dazu führen, dass bspw. das Zimmer der Versterbenden nur ungern und mit zeitlichem Verzögern betreten wird.

Das Verdrängen von Tod, Sterben und Trauer ist die Konsequenz. Daraus wiederum folgt eine Hilflosigkeit, die in vielen Fällen dazu führt, dass Sterbende und auch Trauernde ausgegrenzt, an den Rand der sozialen Strukturen gedrängt werden und hier eine Art sozialen Tod und soziales Sterben erleben müssen.

Menschen mit Demenz erleiden diesen sozialen Tod möglicherweise umso mehr und umso eher, da sie aufgrund ihres Zustandes schon vorher sozial isoliert sind, weil sich das soziale Umfeld die Veränderungen nicht erklären kann. Weiterhin geraten sie in soziale Isolation, da sie als Sterbende ebenfalls in einer ihnen eigenen Welt leben. Es geschieht möglicherweise ein Rückzug, da die Angehörigen mit dieser Situation der Veränderung und auch der Situation des herannahenden Sterbens nicht umgehen können.

BEISPIEL

Auch das Leben in Altenhilfeeinrichtungen trägt auf seine Weise zu einer sozialen Isolation bei, die einem sozialen Tod nahekommen. Denn dort lebt ein Mensch mit Demenz zuerst einmal isoliert von seinen Angehörigen, Freunden und Bekannten und wird häufiger isoliert, weil er den Abläufen und Strukturen in der Altenhilfeeinrichtung entgegenarbeitet, oder sich nur schwer integrieren kann. Selbst ein 80-Jähriger, der alleine (und einsam) in seinem Apartment wohnt, lebt zwar zuhause im eigenen Heim, aber ist in diesem Falle von Daheim zu sprechen? Ob er dann noch eingebunden ist in ein familiäres Netzwerk, dies muss ebenfalls kritisch hinterfragt werden.

In heutiger Zeit von Singularisierung und Individualisierung stellt sich vermehrt die Frage, ob, wenn man den Lebensabend zwar zuhause in den eigenen vier Wänden verbringen kann, noch von einem Daheim im eigentlichen Sinne gesprochen werden kann.

Fünf-Phasenmodell nach Kübler-Ross

Eine andere Sichtweise zum Sterben und dem Sterbeprozess beschreibt die 2004 verstorbene Psychiaterin Elisabeth Kübler-Ross. Kübler-Ross beschreibt „„fünf mögliche Phasen der seelischen Entwicklung schwer – kranker und sterbender Menschen:

- Nichtwahrhabenwollen/ Isolierung (e: denial)
- Zorn (e: anger)
- Verhandeln (e: bargaining)
- Depression (e: depression)
- Zustimmung (e: acceptance)

Interviews mit Sterbenden und deren Dokumentation von Elisabeth Kübler-Ross stellen den Grundstein der heutigen Erkenntnisse über die Situation Sterbender dar. Ähnlich können solche Abläufe auch bei Angehörigen der Schwerkranken und Sterbenden – auch von Menschen mit Demenz – zu finden sein (Kübler-Ross, 1997, S. 140).

Gleichwohl können solche Verarbeitungsweisen und Bewältigungsstrategien auch in anderen Extremsituationen des Lebens, nicht nur im Bewältigungsprozess des Sterbens, auftreten und vom Unterbewusstsein angewandt werden. Nachfolgend werden ein kurzer Einblick und Erklärungen zu diesen fünf Phasen gewährt, die auch heute noch viel diskutiert und kritisiert werden und trotzdem zur Standardliteratur zum Thema Sterben und Tod gehören:

> *„Die meisten der zweihundert Patienten, die wir befragt haben, hatten auf die Erkenntnis ihrer bösartigen Erkrankung zunächst mit `ich doch nicht, das ist ja gar nicht möglich´ reagiert, und zwar auch diejenigen, denen man die Wahrheit sofort mitteilte, […],und auch jene, die nach und nach selbst dahinterkamen“ (Kübler-Ross, 1997, S. 41).*

Verschiedene Möglichkeiten von Begründungen, Verleugnungen werden herangezogen, um in der Phase des *Nichtwahrhabenwollens* die bestehende Wahrheit ignorieren zu können. Man muss jederzeit die Möglichkeit haben, am Ende sein Ende leugnen zu können, um grundsätzlich in der Lage zu sein, weiterleben zu können. Manche Wahrheiten können einen gesunden Menschen um seinen Verstand bringen, wie muss es dann erst um einen sich im Sterbeprozess befindlichen Menschen bestellt sein?

„Dieses Nichtwahrhabenwollen schiebt sich wie ein Puffer zwischen den Kranken […] und die Diagnose“ (Kübler-Ross, 1997, S. 42), trotzdem ist dies eine meist schnell vorübergehende Phase, der immerhin durch eine teilweise erfolgende Akzeptanz des Unausweichlichen nachgegeben wird. Diese Taktik des Ausweichens wird nicht selten abgelöst von sehr realistischen Gesprächen und Gedanken zum aktuellen Zustand. So ist es wichtig für Pflegende, Betreuende und Angehörige, zu erkennen, dass sich oft nur ein schmaler Grat zwischen dem Gespräch zur Realität und dessen Abbruch – mit oder ohne verstehen zu geben, dass der Betroffene sich dem Thema entziehen möchte – befindet.

Zu späteren Zeitpunkten folgt dem Nichtwahrhabenwollen eher eine Form der *Isolierung* anstatt des Leugnens. Tod und Sterben stehen einträchtig nebeneinander wie Gesundheit und die zum Tode führende Erkrankung. Man sieht dem Tod ins Auge, verliert aber nicht die Hoffnung gemäß dem alten Sinnspruch: „Die Hoffnung stirbt zuletzt."

Wohin der Schwerkranke, Sterbende – und vielleicht auch der sterbende demenzkranke Mensch auch sieht, er findet in Allem und Jedem einen Anlass zum *Zorn*, so ist die zweite Phase kurz und prägnant zu beschreiben.

In dieser Phase erscheinen Angehörigen und professionell Pflegenden manchmal der Umgang und die Pflege annähernd unmöglich. Häufig werden Sterbende, je länger die Erkrankung anhält, und je mehr Gebrechlichkeit und Verfall hinzukommen, unleidlicher, anspruchsvoller und widerspruchsfreudiger. Auch Menschen mit Demenz reagieren möglicherweise so oder ähnlich. Unberechtigte, nicht für den Außenstehenden in Bezug zu setzende Wutausbrüche reihen sich aneinander und wirken auf die betroffenen Angehörigen und Pflegenden beängstigend und schockierend. Aber die Situation wäre möglicherweise weniger beängstigend, wenn sich die Betroffenen in diesem Moment in die akute Lage des problembeladenen Gegenübers versetzen könnten.

Anzunehmen ist, dass sich jeder Mensch zornig und hasserfüllt benehmen würde, „wenn er sich vom vitalen Dasein [demnächst] ausgeschlossen sähe" (Kübler-Ross, 1997, S. 51). Dabei ist es notwendig, den begründeten, wie auch den unbegründeten Zorn des schwerkranken Gegenübers zu tolerieren. Dazu müssen sich die Pflegenden und Angehörigen bewusst sein, wie wichtig es ist, Zorn und Unmut, Bitterkeit und teilweise Hass auf diese Situation anzunehmen und zu akzeptieren, da es dem anderen hilft, die letzte Zeit seiner Existenz etwas gelassener hinzunehmen (Kübler-Ross, 1997, S. 51).

BEISPIEL

Oft genügt es, dem Gegenüber in seiner Not ein Stück weit Selbstbestimmung zu lassen, um Wutausbrüche und Zorn zu mildern. „Wenn ich die ganze Woche auf euch Eltern höre, darf ich dann…?“ Annähernd jeder kennt dieses Satzgefüge von Kindern und Jugendlichen nur zu gut. Häufig wird so ein Wunsch dann von den Eltern erfüllt, der vorher verweigert wurde. Es besteht die Aussicht, etwas zu erreichen oder zu bekommen, was eigentlich unmöglich erscheint. Sich so zu verhalten ist eine normale menschliche Reaktion.

Dieses Beispiel stellt eine Verhandlungsstrategie dar, welche immer wieder im Allgemeinen von Kindern angewandt wird, oder nach Kübler-Ross auch bei sterbenden Menschen, um noch bestimmte Dinge „heraushandeln“ zu können.

Diese meist recht kurze und wenig dauerhafte Phase ist dem Sterbenden sehr hilfreich. Wenn man schon nicht in der Lage ist, Fakten anzunehmen in der ersten Phase, danach mit Allem, Gott und der Welt, in der zweiten Phase, im Streit und Zorn liegt, ist es dann nicht verständlich, sich sozusagen eine Hintertür offen zu halten, um eventuell doch noch „davonzukommen“?

BEISPIEL

Oft entsteht ein solches Verhalten aus einer Art von Schuldgefühl, besonders aus religiösen Motiven. Ein gut geschulter Zuhörer mit Empathie hört daraus häufiger einen solchen Sachverhalt, wie zu wenig/ zu unregelmäßig in die Kirche gegangen zu sein. Hier wird mit dem Handel mit Gott versucht auszugleichen, indem versprochen wird, bei Gesundung sein Leben und seine Taten Gott zu weihen (Kübler-Ross, 1977, S. 79). Zuerst ist es nur der Wunsch nach einer längeren Lebenszeit, zu späteren Zeitpunkten tritt häufiger der Wunsch in solchen Verhandlungstaktiken auf, schmerzfrei oder mit weniger Beschwerden getroffen zu sein.

Ist der Zustand nicht mehr zu verleugnen, ist der Sterbende nicht mehr in der Lage, alles mit einem Lächeln hinzunehmen, weicht alles dem Einsehen eines schrecklichen Verlustgefühls. So können verschiedene Arten der *Depression* die nächste Phase darstellen (Kübler-Ross, 1997, S. 82).

Depression als Reaktion auf die wahrgenommenen Verluste benennt Kübler-Ross als eine Variante. In dieser Phase erscheint es wichtig, seinen Schmerz ausdrücken zu dürfen, um sich dem Schicksal hingeben zu können und es anzunehmen. Dementiell veränderte Menschen am Lebensende drücken ihren Schmerz um den beginnenden Verlust der Persönlichkeit, ihre Ängste und Nöte häufiger zu Beginn ihrer Demenz aus, so zumindest ergab es eine Studie (Gehring-Vorbeck, 2011).

Eine Variation dazu stellt die Depression nicht als Folge des schon stattgefundenen, sondern als Hinblick auf einen in der Zukunft zu erwartenden Verlust dar. Hier sind Menschen gefragt, die sich zurücknehmen, sich präsent zeigen, ohne sich aufzudrängen, Hilfestellung geben, wann immer sie angefragt wird. Ein Zuviel an Beteiligung und Einbringen, Einmischen oder Ablenken verlangsamt hier die Möglichkeit der emotionalen Vorbereitung. Es gibt in dieser Situation weitere Depressionsformen, laute und leise Varianten. Bei der Erstgenannten wird sich der Betroffene mitteilen, anordnen was zu tun sein wird, während bei der leisen Art der Depression Nachdenklichkeit und Stillhalten im Vordergrund stehen, vorbereitende Depression, wie Kübler-Ross diese Art nennt.

! Der Ablauf der Phasen darf nicht so verstanden werden, als durchliefen alle sterbenden Menschen diese erkennbar und strikt in dieser Reihenfolge vom Nichtwahrhabenwollen bis hin zur Annahme. Die Phasen können verschieden lang, verschieden ausgeprägt und in diverser Reihenfolge auftreten, sich wiederholen oder auch entfallen.

Genau hier legt auch der Kritikpunkt an den Sterbephasen von Kübler-Ross: Viele Leser nehmen die Phasen als feststehende Tatsachen an, die genau in der angegebenen Reihenfolge abzulaufen haben. Dies war nie von der Verfasserin beabsichtigt und wurde in deren Texten mehr oder weniger deutlich herausgestellt und benannt.

Sterbekultur – oder: Wie geht die Gesellschaft mit Sterben um?

Das Wort Kultur bedeutet im weitesten Sinne alles, was der Mensch selbst gestaltend hervorbringt, und kann mit der Voranstellung des Wortes Sterben, das die Zeit am Ende des Lebens und den Übergang zum Tod darstellt, verbunden werden. Daraus lässt sich dann die Erklärung ableiten, dass Sterbekultur eine Haltung darstellt, die der Mensch im Speziellen und die Gesellschaft im Allgemeinen gegenüber dem Sterben und dem Sterbenden gestaltet (Gehring-Vorbeck, 2011, S. 48).

Diese Haltung kann von Zuwendung, Empathie und Hoffnung, aber auch von Abwendung, Isolation, Angst oder gar Abscheu und Ekelgefühlen geprägt sein. Das wiederum führt dann dazu, dass Tod und Sterben entweder eine positive oder eine negative Bedeutung zugewiesen wird.

Einfach so zu sterben ist in unserer Gesellschaft nicht mehr vorgesehen, sogar an Orten, wo man es erwarten könnte. Es stirbt kaum jemand ohne Infusion oder künstliche Ernährung.

Es wird also immer mehr über die Notwendigkeit einer neuen Sterbekultur nachgedacht und diskutiert. Dabei muss über Stichworte wie Selbstbestimmung und Autonomie am Lebensende, genauso wie über den Grundsatz „im Zweifel für das Leben“ reflektiert werden.

Wie schon beschrieben, war in früheren Zeiten Sterben ein inhärenter Teil des alltäglichen Lebens und damit der Gesellschaft, während heutzutage Tod und Sterben häufig als ein möglichst selten aufzutretender Katastrophenfall einer alles möglich machenden und alles heilenden Medizin gesehen wird (Wilkening, 1998, S. 33).

Daraus bedingt sich das Fehlen von eingeführten und validen Bewältigungsvarianten und das Verdrängen des Themas aus der Lebensrealität in weiten Teilen der Gesellschaft in Deutschland. So ergibt es sich fast zwangsläufig von selbst, dass es „in Deutschland eine fast 'todesfreie Generation' [gibt], die 50 Jahre oder älter werden konnte, ohne jemals dem Tod zu begegnen“ (Wilkening, 1998, S. 9).

Heute gehören Tod und Sterben häufig nur indirekt und medial erlebt zur Realität des Lebens in unserer Gesellschaft. Gestorben wird in den Informationssendungen und Filmen des Fernsehens, in den Familien und sozialen Netzwerken sowie Beziehungen bleiben Sterben und Tod außen vor. Man beschäftigt sich einfach nicht mit diesem so wichtigen Thema. Gestorben wird nach vorliegenden Zahlen in Institutionen wie Krankenhäusern, Altenhilfeeinrichtungen und Hospizen, nicht aber Zuhause und im Familienverbund, wie nach Umfragewerten in der Bevölkerung gewünscht und angedacht.

So können sich eine empathische Verbindung und eine eigene Haltung zum Umgehen mit Sterben und Tod im Sinne einer förderlichen und für alle Beteiligten guten Sterbekultur beim Einzelnen und in der Gesellschaft nicht entwickeln.

> **!** Sterben und Tod dürfen in unserer Gesellschaft nicht weiter ausgegrenzt und an den Rand des Interesses gedrängt werden, es muss durch Wissens- und Informationsvermittlung ein Dialog in Gang gebracht werden, der es ermöglicht sich in weiten Gesellschaftsteilen mit diesem Thema auseinanderzusetzen. Emotionen und Gefühle, seien sie positiv und negativ, können nur auf diesem Wege verarbeitet werden.

Doch wie ist eine positive Sterbekultur zu erklären? Durch konsequentes Befassen mit dem und Informationen zum Sterben kann der Einzelne und die Gesellschaft zu einer gewinnbringenden Auseinandersetzung mit der Situation Sterben gebracht werden.

BEISPIEL

„Am leichtesten fällt denjenigen das Sterben, die sich ihr Leben lang damit auseinandergesetzt haben.“ Diesen Satz prägte ein geistlicher Begleiter, der in seiner langen seelsorgerlichen Tätigkeit diese Erfahrungen empirisch nachvollziehen konnte. Dies als Leitfaden zu übernehmen und anzunehmen, sollte nicht nur professionell Pflegenden, sondern allen Menschen eine Herzensangelegenheit werden. Nur so kann sich eine gute und den Menschen würdige Sterbekultur entwickeln.

Abschiedsrituale haben einen besonderen Wert in der Begleitung sterbender Menschen. In den verschiedenen Ausgestaltungen können sie, egal ob in religiöser oder in nicht religiöser Form, in ihrer Schlichtheit der Sterbekultur förderlich sein. Sowohl in den nahen sozialen Netzwerken, wie Familienverbänden, als auch in den ferneren sollte diesen Ritualen mehr Raum gegeben werden. Zuerst einmal durch ein Wiederbewusstmachen des schon einmal Bekannten und danach im Wiedereinführen der gelebten Rituale zu Sterben, Tod und Trauer.

Nach Wilkening und Kunz muss mit der Sterbekultur eine Abschiedskultur einhergehen. Abschiedskultur wird von den beiden Autoren als ein Mehr, als nur Sterbekultur erklärt. „Es geht hier nicht nur um das, was *während* des Sterbens geschieht, sondern auch um das, was *vorher* und *nachher* geschieht" (Wilkening & Kunz, 2005, S. 111).

Auch, wenn es schrecklich anmutet und an die Sichtweise anknüpft, dass mit dem Heimeinzug der soziale Tod beginnt, sollte bereits zu diesem Zeitpunkt laut über den dortigen Beginn der Sterbe-, besser Abschiedskultur nachgedacht werden. Dinge, die zu einem lebenssatten, anstatt einem lebensmüden Abschiednehmen gehören, müssen weit im Vorfeld des Sterbens besprochen werden. Bei Menschen mit Demenz wäre es sinnvoll, sich schon zu Beginn der Veränderungen im Kreise aller Beteiligten darüber Gedanken zu machen, um möglicherweise schon zu diesem frühen Zeitpunkt Festlegungen zu gestalten, die zu einer guten, individuellen Abschiedskultur gehören.

So ist es wünschenswert, dass in einer Familie wie in einer Einrichtung zumindest rechtzeitig darüber gesprochen wird, wie der Abschied voneinander und auch vom Leben aussehen sollte.

BEISPIEL

In einer Einrichtung der Altenhilfe wird z.B. bereits in den ersten Wochen – so ist es festgelegt –von Seiten der Pflegenden angefragt, wie sich neue Bewohner und deren Angehörige zu Sterben und Tod Gedanken gemacht haben. Es wird nach diesbezüglichen Verfügungen und vorherigen Wünschen gefragt.

Ein familiäres Beispiel: Die 89-jährige Großmutter erzählte ihrer Enkelin, dass sie auf keinen Fall gelbe Nelken am Sarg, oder in dessen Nähe haben wollte. So entspann sich ein intensives Gespräch zum Thema Sterben und letzte Wünsche, an dessen Ende Großmutter und Enkeltochter, trotz der Schwere des Themas Zufriedenheit und Sicherheit verspürten.

Die Einstellungen zu Sterben und Tod an sich müssen in unserer Gesellschaft einem Wandel unterzogen werden. Die Begriffe dürfen nicht weiterhin als eine Folge ärztlicher Unfähigkeit, oder als unglückliche Verkettung von Fehlern im System Diagnose und Heilung, sondern als ein dem Menschen inhärenter Teil seines Lebens gesehen werden.

Es ist das, was es schon immer war und auch immer bleiben sollte, ein unumkehrbares Verlöschen von Leben, auch unter besten medizinischen, technischen, hygienischen Bedingungen, unter optimaler Betreuung und Versorgung durch professionell Pflegende und den liebenden Angehörigen.

Es ist als Aufgabe anzusehen, Tod und Sterben als Kultur in unserer Gesellschaft einen öffentlichen Platz zuzuweisen und somit auch die Sterbenden vom Rand zumindest in den Blick, wenn schon nicht in das Zentrum der Gesellschaft zu rücken.

Sterbeorte – oder: Wo wird in Deutschland gestorben?

Ein Anliegen weiter Bevölkerungsanteile ist es, die letzte Lebenszeit in vertrauter Umgebung und Zuhause zu erleben. Trotzdem sterben rund 90 Prozent der Menschen in deutschen Ballungszentren in Krankenhäusern oder Pflegeheimen.

Die Gründe hierfür sind verschieden und vielfältig. Zum einen führen Singularisierung und Individualisierung sowie veränderte soziale Strukturen zu dieser Erscheinung. Ein Ausdünnen der Familienstrukturen durch Einkindfamilien und somit fehlendem unterstützenden Gefüge in derselben Familienebene mag ein Grund sein. Zum anderen kann eine Veränderung in der Betreuung in lebensbedrohlichen Situationen oder dauerhafte Schwerstpflegebedürftigkeit ausschlaggebend sein, von zuhause weg in eine Einrichtung zu ziehen.

Die persönliche medizinische Betreuung durch hausärztliche Besuche nimmt aufgrund der sinkenden Hausarztzahlen – ein inzwischen häufig bearbeitetes Thema in den Medien – ab. Das dadurch entstehende Informationsdefizit bezüglich Lebenssituation, Anamnese und Krankengeschichte führt bei den gerufenen Notärzten häufig dazu, eine oft prophylaktische und vorschnelle Einweisung in eine Klinik einzuleiten. Dort wird dann der geregelte Ablauf einer institutionellen Rundumversorgung in Gang gesetzt, bis die eingewiesene Person letztendlich dort verstirbt.

Individualisierung und Familienverkleinerung, stetig ansteigende Lebenserwartung und damit eine größere Anzahl Hochaltriger führen unter anderem dazu, dass, wie schon bemerkt, die in früheren Zeiten übliche Versorgung durch Familienmitglieder in der heutigen Zeit neben anderen Gründen, wie der Berufstätigkeit zum Lebensunterhalt, nicht mehr stattfinden kann.

Hier wird als Folge eine Übersiedlung in eine Altenhilfeeinrichtung häufig als Mittel zur Wahl zu sehen sein, wenn die Versorgung und Betreuung durch die Angehörigen nicht mehr geleistet, oder sichergestellt werden kann.

In den letzten zwei Jahrzehnten hat sich das Durchschnittseinzugsalter in Alten- und Pflegeheimen extrem erhöht, zumindest sind dies die praktischen Erfahrungen welche in Expertengesprächen zu bemerken sind. Der Umzug in ein Alten- und Pflegeheim erfolgt heute in der Regel dann, wenn häusliche Pflege nicht mehr möglich ist. Etwa 75 Prozent der Heimbewohner werden direkt aus dem Krankenhaus in ein Alten- und Pflegeheim entlassen. Etwa 30 Prozent der Bewohner von Pflegeheimen versterben innerhalb der ersten drei Monate nach ihrem Einzug in eine Einrichtung der Altenhilfe.

Die Verweildauer in den Einrichtungen der Altenhilfe verkürzt sich, die Zahl der Menschen mit Schwerstpflegebedürftigkeit im ambulanten Bereich werden nach den gesetzlichen Veränderungen der Pflegeneuordnungs- und Pflegestärkungsgesetze (2015 bis 2017) zunehmen.

Auch veränderten sich die gesellschaftlichen und pflegerischen Anforderungen an Pflegende in der ambulanten Pflege. In den Einrichtungen im Rahmen des demographischen Wandels und werden sich in der Zukunft weiterhin in Richtung Lebens- *und* Sterbeorte verändern.

> **!** Sterben wird in pflegerischen/ambulanten Einrichtungen der Altenhilfe ein in Zukunft gewohntes und noch mehr vertrautes Ereignis werden und als solches akzeptiert werden müssen. Dementsprechend werden neue Fach- und Kernkompetenzen auf die Fachpflegekräfte zukommen.

Einrichtungs-/Organisationsleitungen müssen sich dieser Herausforderung ebenso stellen, wie die direkt in der Pflege arbeitenden Fachkräfte. Demnach ist es auf allen Ebenen der Organisationen der Versorgung notwendig, eine Haltung von gewissenhaftem Begleiten der Sterbenden, deren Angehörigen und den eingebundenen Mitbewohnern durch die Organisationen zu ermöglichen.

Sterbebegleitung darf nicht in einen starren Rahmen – im Sinne von Sterben in Organisationen oder Zuhause gepresst werden, sondern muss das grundlegende Anrecht jedes einzelnen Menschen auf ein individuelles Sterben mit einem individuell gewünschten Sterbeort berücksichtigen. Dazu sind die notwendigen Rahmenbedingungen zu schaffen.

BEISPIEL

Dazu gehört es beispielsweise, dass jeder Mensch, der sich mit Betroffenen beschäftigt und diese palliativ begleitet, sich selbst seiner eigenen Endlichkeit bewusst wird, oder sich diese bewusstmacht. Nur dann ist ein unbefangenes Umgehen mit Menschen am Lebensende möglich. Diese Unbefangenheit ermöglicht es vielleicht dem versterbenden Menschen mit Demenz, so zu sein, wie er ist und sein möchte, mit all seiner Angst und seinen Sorgen ...

Persönlichkeitsentfaltung muss auch im Sterben möglich sein. Dazu muss Sterbebegleitung und eine gute Sterbekultur einen festen, akzeptierten Platz nicht nur in der pflegerischen Versorgung und Betreuung, sondern auch im Miteinander – in unserer Gesellschaft – bekommen.

Dies bedeutet ein Begleiten vom Einzug/Übernahme der Betreuung bis zur Verabschiedung am Lebensende in der Altenhilfeeinrichtung und auch eine stringente liebevolle und konsequent würdevolle Begleitung im Bereich der privaten Versorgung.

Wichtig dazu ist nicht nur eine Implementierung der Hospizarbeit in Altenhilfeeinrichtungen, sondern kompetente, würdige Hospizarbeit durch die Altenhilfeeinrichtungen und deren Mitarbeitenden in den Einrichtungen selbst sowie im privaten Umfeld versterbender Menschen mit Demenz. Die Implementierung (von lat. implere, anfüllen und erfüllen) ist nach dem Duden die Umsetzung von festgelegten Strukturen und Arbeitsabläufen in einem System unter Berücksichtigung von dessen Rahmenbedingungen, Regeln und den Zielvorgaben. Seinen hauptsächlichen Nutzen und seinen Ursprung findet das Wort Implementierung im Technik- und Softwarebereich, aus dem die Verwendung stammt. Eine Implementierung der Hospizarbeit in den Einrichtungen der Altenhilfe stellt somit ein Überstülpen auf die Einrichtungen der Altenhilfe dar, wo dann im Folgenden Leben und

Gestalten dieser Arbeit in den Einrichtungen als fragwürdig erachtet werden kann. Die Sterbeorte Hospiz und Palliativstationen betreffend hat in den letzten Jahrzehnten eine große Entwicklung stattgefunden. Menschen sollen sich in ihrer letzten Lebensphase wie in ihrem Zuhause und nicht institutionalisiert fühlen, sondern in der Organisation der Altenhilfe wie in einer Herberge, dem ursprünglichen Sinn des Wortes Hospicium (lateinisch) geborgen und gut versorgt, nicht nur in körperlichen, sondern auch in seelischen Belangen.

Im Folgenden soll noch einmal kurz der prägnante Unterschied zwischen Altenhilfeeinrichtungen und Hospizen dargestellt werden: Ein Einzug in ein Hospiz bedarf bestimmter Gründe und Bedingungen, während eine Umsiedlung in ein Altenheim an keinerlei gesetzliche Vorbedingungen geknüpft ist. Somit ist der Zugang zu Hospizen allgemein durch die Rahmenvereinbarung aus dem Sozialgesetzbuch V, §39 reglementiert, der Zugang und das Leben in der Altenpflegeeinrichtung jedoch in keiner gesetzlichen Vereinbarung oder Rahmenbedingung festgelegt. In der zurzeit gültigen Fassung der Rahmenvereinbarungen (SGB V, §39 a Satz 4) wird aufgezählt, was zur palliativmedizinischen Behandlung in einem Hospiz berechtigt:

Grundvoraussetzung ist eine Krankheit,

- die progredient verläuft und bereits ein weit fortgeschrittenes Stadium erreicht hat und
- bei der eine Heilung ausgeschlossen und eine palliativmedizinische Behandlung notwendig oder

vom Patienten erwünscht ist und

- die lediglich eine begrenzte Lebenserwartung von Wochen oder wenigen Monaten erwarten lässt und
- solange eine Krankenhausbehandlung im Sinne des § 39 SGB V nicht erforderlich ist.

In der Regel kommt eine palliativmedizinische Behandlung in einem stationären Hospiz nur bei einem der folgenden Krankheitsbilder in Betracht:

- Vollbild der Immunschwäche AIDS
- Fortgeschrittene onkologische Krankheitsbilder
- Nervensystemerkrankungen mit progredienten Lähmungserscheinungen

- Finalzustände chronischer Nieren-, Herz-, Verdauungstrakt- oder Lungenerkrankungen

In dieser Aufzählung fehlt die Beschreibung der Menschen mit Demenz auch noch zum aktuellen Zeitpunkt, ein Widerspruch an sich, denn an anderer Stelle dieser Rahmenvereinbarung wird festgelegt, dass ein Anspruch bei progredienten, weit fortgeschrittenen, ohne Aussicht auf Heilung bestehenden Zuständen gegeben ist.

Alle diese Kriterien sind nachweislich bei Demenz vorhanden, sogar beschrieben im vierten Altenbericht der Bundesregierung aus dem Jahre 2002, in dem Demenz als eine Veränderung und ein

> *„fortschreitender Verlust an Gedächtnisleistungen und kognitiven Funktionen [...] [benannt wird, die] nach mehrjährigem Verlauf in geistigen Verfall mit Verlust der Sprachfähigkeit übergeht und schließlich zur völligen Pflegebedürftigkeit und zum Tode führt" (Bundesministerium für Familie, Frauen, Senioren und Jugend, 2002, S. 164).*

Ein kritisches Nachdenken über diese Darstellung ist m. E. legitim, denn der Gesetzgeber weist den Hospizen per definitionem eine andere Aufgabe zu als die Sterbebegleitung von Menschen mit Demenz.

> **!** **Wenn sich Menschen mit dementiellen Veränderungen in Hospizen zum Sterben einfinden, so liegt die Begründung meist eher in der Multimorbidität, als in der Endphase der Demenz, zumindest fordern die vorgegebenen Aufnahmekriterien dies ein.**

Hospizkultur in Einrichtungen der Alten- und Krankenpflege sollte bedeuten, dass die getroffenen Entscheidungen der Bewohner und Patienten respektiert werden, dass durch eine prospektive palliative Planung unnötige und ungewollte Einweisungen in Krankenhäuser im Sterbeprozess von Menschen mmit Demenz unterlassen werden. Vielleicht sollten auch schon lange vorher Betroffene und deren Angehörige ermuntert werden, sich mit dem Abfassen dementsprechender Lebens- und Sterbeverfügungen auseinanderzusetzen.

Ein rechtzeitiges Auseinandersetzen mit dem Thema palliativer Versorgung kann vorbeugend wirken für Zeiten von Krise und möglicher Entscheidungsunfähigkeit.

Sterbebegleitung und Sterbebeistand – welch ein Unterschied

In der Hilfe zu der letzten Phase des Lebens ist zu unterscheiden zwischen:

- Hilfen zum Sterben – es verbindet sich eine direkte Hilfe mit dem Handeln auf das Sterben bezogen. Umgangssprachlich wird diese „Sterbehilfe" genannt und ist nach deutschem Recht nicht zulässig.
- Hilfe für den Sterbenden beim Sterben – hier steht nicht der Vorgang des Sterbens an sich, sondern der Mensch im Fokus. Umgangssprachlich wird dies als „Sterbebeistand" und auch „Sterbebegleitung" bezeichnet.
- Hilfe im Zeitraum des Sterbens und im Sterbeprozess – dies wird als „Sterbenshilfe" charakterisiert und ist als solche dem Sterbebeistand bzw. der Sterbebegleitung gleichzusetzen.

Im Zusammenhang mit Tod und Sterben wird es auch als schwierig angesehen die Begriffe Hilfe, Beistand und Begleitung zu erläutern. Beistand scheint sich hierbei als etwas Statisches darzustellen. Unter *Beistand* kann man verstehen, dass jemand „hinter" dem Sterbenden steht, für ihn einsteht und bei ihm steht.

Begleitung hingegen erscheint als etwas Bewegliches und Aktives. In der Begleitung geht man nebeneinander her und zugleich miteinander. Man teilt seine Freude und sein Leid, unterstützt einander und geht gemeinsam seines Weges. In der Sterbebegleitung kann und sollte das genauso sein.

Hilfe ist wohl am schwierigsten in diesem Themenfeld zu klären, wurde doch teilweise das Wort im Zusammenhang häufiger in negativer Auslegung wie „Sterbehilfe" gebraucht (Rest, 2006, S. 18).

> **!** Gerade dementiell veränderte Menschen benötigen im Sterbeprozess Begleitung und Beistand wegen ihrer kognitiven Einschränkungen. Es ist an den Pflegenden, Betreuenden, Angehörigen und Betreuern, ethisch reflektierte und „gute" Entscheidungen zu treffen, wo auch immer eine freie Wahl zu treffen erlaubt ist.

Die Arbeit eines Sterbebegleiters beschränkt sich nicht nur auf eine gute Pflege, sondern erweitert sich um die Sorge für ein Gestalten eines erträglichen Sterbeprozesses. Dazu gehören neben Schmerzbekämpfung und der körperlichen Erleichterung auch die möglicher seelischer Schmerzen und Pein, Verlust- und anderer Ängste. Dazu gehören ebenfalls authentische Gespräche zum Sterbeverlauf und zur emotionalen Befindlichkeit des sterbenden Menschen, insbesondere bei Demenz. Weiterhin ist es Aufgabe eines Sterbebeistandes, sich um die Angehörigen in Form von psychologischer Betreuung zu kümmern (Rest, 2006, S. 20).

BEISPIEL

Eine ältere Dame äußerte im Sterben durch undifferenzierte Schmerzlaute ihren „Notzustand". Zuerst dachte die Pflegekraft an einen körperlichen Schmerzzustand und wollte nach der angegebenen Bedarfsmedikation der älteren Dame die Situation erleichtern. Dazu setzte sie sich an das Bett und versuchte herauszufinden, wo und welche Schmerzen diese wohl hatte. Schon nach kürzester Zeit reagierte die Versterbende mit Entspannung; Wimmern sowie unspezifisches Jammern fanden ein Ende. Es wurde keine Schmerzmedikation benötigt, es war seelischer Schmerz der durch Nähe und gute Worte Linderung fand.

Insgesamt sollte es möglich sein, eine offene und ehrliche, auf einer annähernd freundschaftlichen, distanzierten Basis aufgebaute Beziehung zu gestalten, um der Aufgabe einer würdevollen Sterbebegleitung gerecht zu werden.

In Deutschland sind Einrichtungen und Organisationen des Sterbebeistandes und der Sterbebegleitung meist bei Institutionen der Palliativmedizin und Palliativpflege sowie der Hospizarbeit verbundenen Organisationen angesiedelt. Diese bilden auch professionelle Sterbebegleiter, manchmal explizit und manchmal in Zusammenhang mit der Hospizhelferausbildung aus. Diese Aus-/Weiterbildung kommt sowohl in der ambulanten Versorgung als auch im stationären Bereich der Altenhilfe zum Einsatz. Auch Stiftungen wie die Mildred-Scheel-Stiftung leisten hier ihre Dienste durch Wissens- und Informationstransfer.

Informationen zur Sterbebegleitung werden durch die Zeitschrift für Palliativmedizin, die Hospiz-Zeitschrift oder die Quartalszeitschrift der Internationalen Gesellschaft für Sterbebegleitung und Lebensbeistand und andere Printmedien weitergegeben. Wie könnten diese Medien ein Mehr an Bekanntheit erlangen?

Sterben und Demenz

Zunehmende dementielle Symptomatik und das unweigerlich folgende Sterben werden sowohl in Literatur als auch von Betroffenen häufig als ein langsamer, beständig fortschreitender Abschied vom Leben und sich selbst als Persönlichkeit beschrieben.

So scheint der eigene Tod dem eigenen Sterben vorauszueilen und doch muss und wird er manchmal errungen werden müssen. Besonders, wenn Menschen aufgrund vielfältiger Gründe sterben können, dürfen oder wollen, wird die Vielfalt und Individualität des Sterbeprozesses sehr groß sein.

Die Besonderheit des letzten Lebensweges von Menschen mit Demenz

Wie sterben Menschen mit Demenz, welche Besonderheiten sind in deren Sterbeprozess erkennbar?

Wie bei jedem Menschen haben Lebenseinstellungen, Haltungen, Religiosität sowie persönliche Empfindungen und persönliche Beziehungen einen sehr großen Einfluss auf den letzten Lebensweg.

Im Leben wie im Sterben ist der Mensch auf Beziehungen angewiesen. Oft bleiben die Eltern oder der Partner die Konstante im Leben eines Menschen. Egal ob lebend oder verstorben, sie bieten Sicherheit und Geborgenheit. Selbst ein Gedanke an einen lieben Menschen kann den kognitiv Veränderten Sicherheit und ein gutes Gefühl geben. Professionelle Fachkräfte geben ihnen durch ihre Empathie und ihr Verständnis, die sie äußern, die so notwendige Sicherheit und Orientierung für den letzten Lebensweg (Kostrzewa, 2008, S. 124). Menschliche Beziehungen bereichern den letzten Lebensweg, machen ihn leichter und angenehmer für den Sterbenden. Sorge um die Kinder, ob diese schon gegessen hätten, oder ob in deren Umfeld alles sich positiv gestalte, ist den Eltern und ihren Gefühlen inhärent.

Pflegende, die dies verstehen und darauf eingehen, werden den dementiell Veränderten auf ihrem letzten Lebensweg eine gute Begleitung sein, vorausgesetzt, sie können ihnen das Gefühl des Verlassenseins nehmen und nötige menschliche Wärme und eine distanzierte Innigkeit vermitteln, die nicht erdrückend wirkt.

Ein Aufarbeiten der momentanen Situation ist in der oft den dementiell Veränderten abgesprochenen Reflexionsfähigkeit enthalten. Dies gehört ebenfalls dazu, um das eigene soziale Umfeld zu sichern (Kostrzewa, 2008, S. 124). Erst, wenn sich der Mensch mit sich selbst genügend beschäftigt hat, kann er sich dem Gegenüber öffnen.

Alle, die sich mit Menschen mit Demenz beschäftigen, müssen sich bewusst machen, dass in solchen Zusammenhängen häufig anders gedacht und gehandelt werden muss, als es manchen gesellschaftlich üblichen Normen entspricht. Dazu gehört, in der logischen Abfolge, die sterbenden Menschen dort abzuholen, wo sie sich situativ gerade befinden.

Oft wird die letzte Lebensphase in Anspannung, mit Ängsten und Schmerzen verbracht. Darüber wird jedoch häufiger nicht kommuniziert werden (können). Aber: Nicht sprechen zu können bedeutet nicht, dass nicht kommuniziert wird.

Es wird viel von Seiten der dementiell Veränderten ohne Worte weitergegeben. Man spricht ohne zu reden. Wie viel davon bleibt dem „normalen" Menschen davon verborgen?

Rückzug aus der Gruppe und Zurückziehen in eine eigene, nur dem kognitiv veränderten Menschen zugänglichen Welt prägen den letzten Lebensweg und sprechen somit ihre eigene Sprache, ohne dass es vom Betroffenen kommentiert werden wird.

BEISPIEL

Ein älterer Herr, eigentlich immer gerne in der Gruppe und trotz seiner schweren Demenz mit anderen Menschen gern unterwegs, zog sich mehr und mehr in seine „eigene kleine Welt" zurück. In den letzten Tagen seines Lebens saß er oft am Fenster seines Zimmers, blickte in die Ferne, und es war ein sehnsüchtiger Blick zu erkennen. Er wirkte dabei etwas bedrückt. Eine Pflegkraft erkannte dies und nahm sich immer wieder ein wenig Zeit, setzte sich neben ihn und hielt seine Hand. Sofort entspannten sich die Gesichtszüge und er schlief friedlich ein, just als diese Kollegin wieder einmal kurz zu ihm hereinsah und ihm die Hand reichte.

Soziale Bedürfnisse, wie Nähe oder Distanz, Zuwendung und Sicherheit bleiben im Hier und Jetzt erhalten, auch wenn Eindrücke und Bilder aus der Vergangenheit diese häufiger überlagern. Dies kann als die große Besonderheit im Sterben der Menschen mit Demenz benannt werden (Gehring-Vorbeck, 2011, S. 147).

> **Sterben ist individuell: Es ist nicht selbstverständlich, dass Menschen mit Demenz so sterben wie Nichtdemente, schließlich verändert Demenz den Menschen im Leben, wie im Sterben.**

Menschen mit Demenz leiden darunter, aus ihrer Umgebung herausgerissen zu sein. Damit ist nicht nur gegen Ende des Lebensweges der Umzug in eine Altenhilfeeinrichtung gemeint. Oft folgte schon vorher Vertreibung aus der Heimat während der Kriegszeit, ein Bericht im Radio, oder im Fernsehen, ein Gespräch am Nachbartisch kann diese unangenehmen Empfindungen wieder klar werden lassen. Es erfolgt ein Rückzug und Sinnieren darüber, was nun wirklich ist, bzw. zu sein scheint.

Leichter mit Negativem umgehen zu können, oder mit dem Leben abzuschließen ist es, wenn man sich mit intensiven Beziehungen umgibt. Leichter erscheinen Lasten und Erschwernisse zu tragen zu sein, wenn ein Mensch in soziale Strukturen eingebunden ist (Wojnar, 2007, S. 81). Hier besteht kein Unterschied zwischen dementiell Veränderten und Nichtveränderten. Pflegende sollten z.B. Biographiearbeit kompetent einsetzen (Wojnar, 2007, S. 90), um dadurch eine Verbindung zwischen Biographie und jetzigem Verhalten sehen zu können (Wilkening & Kunz, 2005, S. 58).

Das Bewusstsein und die Selbstwahrnehmung sind bei jedem Menschen verschieden, umso mehr im Zusammenhang mit einer dementiellen Veränderung. So dürfen nur in wenigen Fällen Übertragungen von Erkenntnissen von einem zum anderen oder deren Verhalten miteinander in Bezug gesetzt werden.

Menschen mit Demenz nehmen sich möglicherweise aufgrund ihres Mangels einer zeitlichen Perspektive und ihrer veränderten, zum Teil eingeschränkten Sicht- und Empfindungsweise selbst nicht als Sterbende wahr. Trotzdem sterben sie in der Beziehung wie jeder andere Mensch auch, nämlich in der Ungewissheit, wie sich ihr Übergang vom Leben in den Tod gestalten wird.

Weiterhin bringt eine Demenz tiefgreifende Veränderungen für den Betroffenen selbst – wie für die ihm nahestehenden Menschen – mit sich. Deswegen ist davon auszugehen, dass der letzte Lebensweg für alle Beteiligten – Betroffene wie Begleiter – mit großen Anstrengungen verbunden ist (Gehring-Vorbeck, 2011, S. 148).

Da diese Menschen ihre Bedürfnisse nicht wie gewohnt sprachlich und angemessen verständlich für ihr Umfeld vermitteln, sondern unkonventionell und oft nicht sofort für alle Beteiligten verständlich kommunizieren, ist die Wichtigkeit der körperlichen Kommunikation durch nicht-wertendes, sondern aufmerksames, empathisches Zuhören hervorzuheben, um der inneren, sensiblen Welt der dementiell Veränderten gerecht werden zu können.

!

Sprache an sich, verliert mit fortschreitender Demenz an Wichtigkeit. Der Informationsaustausch ist in der Welt der Menschen mit Demenz oft nicht mehr wirklich bedeutsam. Sehr wohl aber bleiben die Grundbedürfnisse wie Zuneigung, Sicherheit bis zum Ende des Lebensweges erhalten.

In der Kommunikation sind neue Wege zu gehen. Empathische Kommunikation ist wichtig, um den in der Sterbephase befindlichen Menschen mit Demenz wertschätzend entgegenzutreten. Zuhören ohne zu werten ist ein Beispiel. Notwendig ist ein einfühlsames Anwesendsein, gerne auch ohne Worte, nur mit Gesten. Dies genügt vielen Versterbenden und gibt Sicherheit, Zuwendung und Orientierung sowie Hoffnung in möglichem Schmerz und Verzweiflung.

Um den Ansprüchen und Anforderungen der Versterbenden Rechnung zu tragen, sind auf Management-Ebene Bedürfnisse anzumelden: Arbeitsabläufe sollten den Menschen und nicht Menschen den Arbeitsabläufen gerecht werden. Anregungen dazu werden im Kapitel zu den Managementaufgaben in der Sterbebegleitung vertiefend dargestellt.

BEISPIEL

Einfühlsame, empathische Betreuung, anstatt Abarbeiten der Pflegetätigkeiten, ist in der Sterbebegleitung von Menschen mit Demenz in der letzten Lebensphase ein wichtiger Aspekt. Dabei sollte eine gewisse Selbstständigkeit auch in der letzten Lebensphase vermittelt werden können. Dem Menschen soweit als möglich seinen Willen lassen, manchmal weniger tun und mehr (zu-)lassen kann häufig ein guter Ansatz sein. Dabei stellt sich die Frage, ob körperliche Hygiene, mit täglicher Ganzkörperwaschung wirklich sein muss oder ob es nicht sinnvoller erscheint, eine „Katzenwäsche" oder nur Intimpflege durchzuführen und die somit „übrige Zeit" im Sinne einer psychologisch-seelischen Betreuung mit Handmassage oder Ähnlichem zu nutzen.

Im Allgemeinen kann davon ausgegangen werden, dass die Bedürfnisse Menschen mit Demenz sich nicht groß von denen anderer unterscheiden. Alleine die Kommunikationseinschränkungen beziehungsweise die Unfähigkeit zur verbalen Kommunikation zeigen schon deutlich, wo Abweichungen beginnen. Kostrzewa (2008, S. 77 beschreibt auch diesbezüglich, dass sich „der Sterbende im Sterbeprozess nicht neu entwirft".

Menschen mit Demenz in der letzten Lebensphase kommunizieren weniger, meist gar nicht mehr. Oft erscheint es, dass sie versuchen zu sprechen, aber ihnen keine Sprache und Laute mehr blieben, um sich zu äußern. Manche dementiell veränderten Menschen wiederholen stets dieselben Worte, benutzten Kraftausdrücke und Schimpfworte, sie können sich auch wortgetreu an Situationen und Gespräche erinnern und diese beschreiben. Hier seien besonders die Erinnerungen an die Eltern, die Kinder oder den Partner erwähnt.

Schmerzäußerungen, wie lautes Stöhnen oder Schreien, Schmerzabwehrbewegungen oder mit dem Finger auf eine bestimmte Stelle mit schmerzverzerrtem Gesichtsausdruck zeigen oder Stöhnen bzw. Schreie beim Lagern oder Umbetten sind ebenfalls Versuche, mit den Menschen außerhalb der sensiblen eigenen Welt zu kommunizieren.

Äußerungen im Zusammenhang mit Sterben und Tod, der eigene Wunsch nach baldigem Tod wie, „lasst mich doch bitte sterben" oder „ich möchte gehen" werden ebenfalls regelmäßig von Pflegenden berichtet.

Es ist ebenso häufig dokumentiert worden, dass die Menschen entkrampfter und ruhiger werden, wenn ihre Bedürfnisse aus der nonverbalen Kommunikation erkannt werden. Sterbende sind sehr lange in der Lage, sich intuitiv einzufühlen und zu reagieren (Kostrzewa, 2008, S. 77).

Manchmal reagiert ein Mensch mit Demenz im Sterbeprozess auch direkt auf Ansprache, oder wendet zumindest seine Blicke dem Gegenüber zu, wo vorher keinerlei Reaktion zu bemerken war. Lautes und verstörendes Rufen und Schreien kann so eventuell vermieden und die für alle Beteiligten erschwerte Kommunikation erleichtert werden.

Äußerungen zu Schmerz und Ängsten sind auch nicht selten im Sterbeprozess dementiell veränderter Menschen. Obgleich deren Äußerungen manchmal nur schwer möglichen Schmerzen zugewiesen werden können, die Schmerzdiagnostik in dieser Situation sehr erschwert ist, muss man bedenken, dass es sich hier um subjektive, nicht unbedingt mess- oder nachvollziehbare Wahrnehmungen handeln kann. Hier müssen Pflegende sich auf ihre Professionalität und Intuition verlassen und wenn nötig, in Diskussionen mit behandelnden Medizinern, zu einer für den Betroffenen passenden Lösung zum Beenden der Schmerzsituation kommen. Pflegende stehen den Menschen mit Demenz sehr nahe und können sehr gut intuitiv feststellen, ob es sich um eine Schmerzsymptomatik handelt.

Umso mehr erscheint es notwendig, die Betroffenen in ihrer zum Teil unpräzisen Art der Äußerungen ernst zu nehmen und ihnen so Gewissheit und Bindung zu bieten. Entspannungsmöglichkeiten und alternative, nichtmedikamentöse Interventionen, wie Verhaltens-, Kunst- und Musiktherapie sollten herangezogen werden.

Musiktherapie ist in dieser Phase eine wichtige Art von Kommunikationsmedium. Musik kann stresslindernd wirken, Emotionen und Assoziationen wecken und so positiv beeinflussend wirken. Sie kann Stimmungen vermitteln und beeinflussen, sich auf Körperfunktionen auswirken und sowohl entspannend, als auch anregend wirken. Auch Maßnahmen der Pflege können möglicherweise, von Musik oder Gesang begleitet, erfolgreicher und mit weniger Abwehr durchgeführt werden.

> **!** *Cave:* Musik kann auch sehr anregend und aufwühlend wirken. Es ist wichtig, die Musikbiographie des zu Pflegenden gut zu kennen.

Kinästhetik, *Basale Stimulation* oder *Snoezelen* sind als sinnesbezogene Therapievarianten eine andere Möglichkeit, therapeutische Maßnahmen zu ergreifen, um Menschen in der letzten Lebensphase zu begleiten und ihren Schmerz, ein mögliches Leiden zu erleichtern.

Auch Angst vor Einsamkeit und Verlassenheit kann zu Situationen großer und heftiger Agitiertheit führen. Gehen jedoch die Pflegenden sensibel auf solche Belange ein, erfolgt oft ein Entspannen und Ruhigerwerden der dementiell Veränderten.

Häufig liegt auch gerade in der Alterskohorte der 70-bis 80-Jährigen eine Traumatisierung durch Krieg zugrunde. Dies gilt es hier zu beachten und mit so gelagerten Ängsten in Verbindung zu bringen, um darauf adäquat reagieren zu können. So kann mit der *Biographiearbeit* und den sich daraus ergebenden Resultaten hier wertvolle Arbeit geleistet werden. Vielleicht ist es notwendig, ohne hier Diskriminierung begehen zu wollen, in manchen Pflegesituationen nur weibliche Pflegepersonen einzusetzen.

Die beschriebenen nonverbalen Äußerungen der Menschen mit Demenz im Sterbeprozess bestätigen die schon bekannte Problematik der eingeschränkten Kontaktfähigkeit, was verbale Kommunikation betrifft. Grundsätzlich ist bei Kommunikation mit Menschen mit Demenz darauf zu achten, die Worte mit Bedacht zu wählen, in kurzen, eindeutigen Worten und Sätzen zu sprechen sowie möglichst wenig Uneindeutiges oder Verwirrendes zu vermitteln. Nonverbales, wie Blickkontakte, Mimik und Gestik authentisch zu gestalten, ist in der Sterbebegleitung eine Herausforderung, die die Pflegenden annehmen müssen. Empathische Kommunikation kann eine große Hilfe und Erleichterung im Umgehen mit sterbenden, kognitiv veränderten Menschen sein.

!

Empathische Kommunikation

- Sich als Pflegeperson auf das Gegenüber einstellen.
- Sich, wenn möglich, bei den Betroffenen ankündigen.
- Gefühle des anderen beachten und diese für den anderen verständlich formulieren.
- Eigene Gefühle ernst nehmen und respektieren.
- Keine Mehrfachanforderungen aussprechen.
- Im „Hier und Jetzt" und im „immerwährenden Augenblick" kommunizieren.
- Menschen mit Demenz nur in der ihnen sichtbaren Zone und nicht von außerhalb des Gesichtsfeldes ansprechen.
- Kurze, einfache Sätze verwenden und unnötige Fragen vermeiden.

Akustische Anregung kann sich in Altenhilfeeinrichtungen oft als Überstimulation und Überreizung auswirken. Eine Vielzahl an gleichzeitig zu hörenden Geräuschen wie Musik, die Töne der Rufanlage, lautes Rufen der Mitbewohner oder auch Zurufe der Mitarbeiter untereinander lassen möglicherweise auch Kommunikationseinschränkungen größer werden. Auch sehr laut eingestellte Fernsehapparate oder Radios tun hier ihr Übriges.

Die wichtigsten Impulse, die Pflegende geben können, sind sie selbst. Die Pflegenden stehen in ihrem Alltag einer Vielzahl von unterschiedlichen, manchmal konkurrierenden oder sogar sich ausschließenden Interessen gegenüber. Im Spannungsfeld derer sind sie herausgefordert, professionell zu arbeiten und dabei möglichst doch allen Ansprüchen gerecht zu werden. Durch diese, bei näherem Hinsehen nahezu unerfüllbaren Anforderungen lastet bereits zu Beginn der Arbeit ein großer Druck auf den Pflegenden.

Ihre Professionalität erweist sich schließlich in ihrem konkreten Handeln in der jeweiligen Situation, die oft trotz sorgfältiger Planung anders als erwartet eintritt. Dies ist wenig verwunderlich, wenn man bedenkt, dass Pflegetätigkeiten nur in der Theorie als funktionale Abläufe betrachtet werden können, in der praktischen Umsetzung jedoch immer in ein Beziehungsgefüge aus sämtlichen an der Pflege beteiligten Menschen eingebettet sind. So werden weder der Mensch mit Demenz, noch die ihn umsorgende Pflegeperson jeden Tag einen guten Tag haben und zu Hochstimmung aufgelegt sein. Trotz aller Professionalität ist es manchmal unvermeidbar, dass Menschen mit Demenz, aufgrund ihrer durch Veränderungen bedingte Sensibilisierung, Stimmungen aus ihrer Umgebung wahrnehmen.

Im Sinne der Professionalität kann das sogar als positiv gesehen werden, spricht es doch für Authentizität im Umgang mit Menschen mit Demenz. Wichtig dabei zu bedenken ist, dass Stimmungen von den Betroffenen nicht nur verstärkt wahrgenommen, sondern auch auf sich bezogen werden, da die kognitive Fähigkeit zur Differenzierung zwischen dem Eigenem und dem Fremden bzw. der Grenzen zwischen Ich und Du nicht mehr gegeben ist.

Pflegende sollten sich also bewusst sein, dass ihr Verhalten gegenüber den Menschen mit Demenz immer eine Reaktion hervorrufen kann, selbst, wenn das gar nicht beabsichtigt war. Ebenso kann aber das Verhalten von Pflegenden einem Menschen mit Demenz das Gefühl von Sicherheit, Angenommensein und Geborgenheit vermitteln und somit eine tragfähige Brücke zwischen den verschiedenen Realitäten schaffen.

Gerade im vielseitig herausfordernden Pflegealltag sollten Pflegende sich bewusstmachen, welch enorm hohe Bedeutung es für Menschen mit Demenz haben kann, dass jemand sie so wahrnimmt, respektiert und wertschätzt, wie sie sind. Auch wenn sich der zwischenmenschliche Kontakt womöglich schwieriger dokumentieren lässt und auf den ersten Blick vielleicht nicht wie Arbeit aussehen mag. Bei näherem Hinsehen erfordert ein empathisches Eingehen auf einen Menschen mit Demenz sehr viel mehr professionelle Fähigkeiten, als beispielsweise das Verabreichen einer Insulinspritze.

Eine weitere Möglichkeit sich einzustellen, stellt das Zentrieren nach Naomi Veil dar. Vor einer geplanten Begegnung mit dementiell veränderten Menschen sollten Pflegende sich einen Augenblick Zeit nehmen, sich bewusst zu machen, was sie in den nächsten Minuten vorhaben und was sie alles bei dem betreffenden Menschen erwarten könnte. Im Alltag kann es durchaus passieren, dass die Gedanken abwandern, obwohl die Aufmerksamkeit dem zu Pflegenden gelten sollte, beispielsweise, wenn die Rufanlage losgeht, oder sich der Zimmernachbar mit in die Interaktion einbringt, oder wenn der Tag bereits sehr viele herausfordernde Situation beinhaltet hat und die Pflegenden trotzdem weiterarbeiten müssen.

Die Bereitschaft, ganz bei einem versterbenden Menschen mit Demenz zu sein, solange man mit ihm in Kontakt ist, kann für beide Seiten nur förderlich sein. Dabei kann bereits ein tiefes Durchatmen vor Betreten des Zimmers, verbunden mit der bewussten Entscheidung, sich für einen gewissen Zeitraum nur einem Menschen zu widmen und all die anderen Erfordernisse sowie das persönliche Befinden in den Hintergrund zu stellen, ausreichen, Menschen mit Demenz offen begegnen zu können. Gerade bei dementiell veränderten Menschen in ihrer letzten Lebensphase ist das Zentrieren wichtig, da sie am wenigsten einordnen können, warum ein Mensch zuerst bei ihnen und mit einer Verrichtung beschäftigt, dann plötzlich weg und dann ebenso plötzlich wieder da ist. So könnte es sich beispielsweise zutragen, wenn Pflegende die Rufanlage beantworten müssen, oder in Vorbereitung ihrer Pflegetätigkeit nicht alles Material hergerichtet haben und das Zimmer deswegen nochmal verlassen müssen.

Im Verlauf der Demenz wirken Betroffene oftmals abwesend und reagieren häufig nicht mehr auf Ansprache oder Blickkontakt. Das bedeutet jedoch nicht, dass ihre haptische, vestibuläre oder kinästhetische Wahrnehmung ebenfalls beeinflusst wäre. Im Gegenteil bleibt gerade diese Wahrnehmung mit am längsten erhalten. So kann es einen Menschen mit Demenz sehr erschrecken, wenn ihn jemand ohne „Vorwarnung“ berührt oder in eine andere Lage bringt. Hier hat sich als Begrüßungs- und auch Verabschiedungsritual die Initialberührung, dem Konzept der Basalen Stimulation entnommen, bewährt: Ein Pflegender unterstreicht sein Ansprechen damit, dass er dem Betroffenen leicht die Hand auf die Schulter legt, während er mit ihm spricht. Dabei sollte er sich nach Möglichkeit im Blickfeld des zu Pflegenden befinden. Selbst wenn dies nicht möglich ist, kann diese Berührung Sicherheit vermitteln, beispielsweise wenn ein dementiell veränderter Mensch in einem Multi-Funktions-Rollstuhl sitzt und dieser nach hinten gekippt werden soll.

! Eine wichtige Voraussetzung für eine gute Versorgung und Pflege der sterbenden Menschen mit Demenz ist eine gute Zusammenarbeit der verschiedenen Berufsgruppen und gute kommunikative Strukturen.

Medizinisch-pflegerische und therapeutische Maßnahmen müssen sinnvoll aufeinander abgestimmt und besprochen werden können. Teambesprechungen, (ethische) Fallbesprechungen, oder auch möglicherweise interdisziplinäre Pflegevisiten können sich als nützlich erweisen. Eine gewisse Kultur des Respektierens untereinander kann so zu einer gelungenen Kommunikation im Sinne und Interesse der Betroffenen beitragen.

Für Menschen mit Demenz im Sterbeprozess mit wenig Sprachvermögen kann man Folgendes als Aspekte einer Reaktion auf nonverbale Kommunikation benennen:

- Tiefes Einatmen mit einer dezenten Pulsfrequenzzunahme
- Leichtes Zittern des Körpers mit einem gewissen Anspannen der Muskulatur bei gleichzeitigen leichten Zeichen eines körperlichen Entspannens
- Vermehrt entspannte Mimik, Gestik und Gesichtsausdruck
- Möglicherweise ein Öffnen von Mund oder geschlossenen Augen
- Angedeutete Bewegungen zur Seite der Ansprache oder auch ein leichtes Bewegen von Schulter, von Arm und Hand

Zu beachten ist, dass der sich im Sterbeprozess befindliche dementiell Erkrankte bis zu seinem Ende in der Lage ist, zu hören und möglicherweise auch zu verstehen, auch wenn er selbst nicht mehr spricht. Besonders in der letzten Phase ihres Sterbeprozesses hören Menschen sehr wohl, auch wenn es ihnen nicht anzumerken ist.

- Fördern oder verhindern Kommunikationsstrukturen in der Einrichtung eine gute Kommunikation?
- Kümmert sich nur ein kleiner fester Kreis von Pflegenden, maximal 2–3 Personen, um den Betroffenen im Rahmen der Bezugspflege? Nur so kann auch Sicherheit und Orientierung im Bereich der Kommunikation für den sich im Sterbeprozess befindlichen Menschen gegeben werden. Besonders wichtig erscheint dies in der ambulanten Pflegeversorgung.
- Werden die Auszubildenden von Beginn an in die Kommunikationsbesonderheiten mit sterbenden Menschen mit Demenz eingewiesen?
- Gibt es interdisziplinäre Besprechungen?
- Gibt es ethische Fallbesprechungen in der Einrichtung?
- Sind Supervision oder andere unterstützende Angebote, sowohl für Mitarbeiter wie auch für Angehörige möglich?

- Für ambulante Dienste: Stellen sich Betreuungs- und Pflegekräfte auf die Wünsche und Eigenarten bezüglich der Kommunikation des Betroffenen ein? Mit welchen Maßnahmen wird dies sichergestellt?
- Findet ein regelmäßiger Austausch mit den Angehörigen statt?
- Wird in Absprache beispielsweise eine Übersicht über Vorlieben und Antipathien des Betroffenen erstellt? Werden Sonderwünschen im Pflege- und Versorgungsvertrag berücksichtigt? Dies betrifft hauptsächlich den ambulanten Dienst in der Altenpflege.

Gegen Lebensende werden bei Menschen mit Demenz die gesamten Bewegungen unkoordinierter. Häufig kann der betroffene Mensch nicht mehr gehen oder aufrecht sitzen. Dies ist aufgrund des Fortschreitens der dementiellen Veränderungen nicht außergewöhnlich. Auch wird regelmäßig von Pflegeexperten berichtet, dass kurz vor dem Sterben mancher Mensch mit Demenz aus seiner Lethargie erwacht und sich annähernd adäquat – für alle Menschen die sich als normal bezeichnen möchten – verhält. Außerdem wurde in früheren Studien aus der Literatur zur Demenz häufig ein „ruhiger werden“ im Fortschreiten des Sterbeprozesses beschrieben.

Auch wenn die Aktivitäten im Großen und Ganzen in abnehmender Tendenz zu beobachten sind, ist es dennoch wichtig, den Menschen mit Demenz auch im Sterbeprozess Aktivität anzubieten. Dies kann ein Besuch im Garten für noch aktivere Betroffene oder eine Spazierfahrt im Rollstuhl sein. Viele ältere Menschen hatten vor ihrer Demenz einen starken Bezug zur Natur und Freude daran, sich um einen Garten oder Pflanzen in ihrem Wohnumfeld zu kümmern. Ein Spaziergang im Garten kann somit für einen dementiell veränderten Menschen zu einem umfassenden Sinneserlebnis werden: der Wind, der einem um die Nase weht und den man auf der Haut spürt, die frische Luft, die Sonne und natürlich auch Bäume und Blumen mit ihren intensiven Farben und Düften. Sofern Spaziergänge, auch im Rollstuhl, nicht mehr möglich sind, können Blumen und Pflanzen in der Einrichtung als Sinnesanregung dienen. Der dementiell Veränderte wird möglicherweise sich an Dinge aus seinem früheren Leben erinnern oder wiedererkennen und sich so entspannen können. „Bewegung in Begleitung anderer Personen vermittelt das Gefühl der Sicherheit und stärkt das Zusammengehörigkeitsgefühl“ (Wojnar, 2007, S. 85).

Der Einsatz von Materialien, die aus dem Snoezelen-Konzept bekannt sind, sind eine Möglichkeit, Menschen mit Demenz in ihrer letzten Lebensphase zu Aktivität zu motivieren. Zahlreiche Gegenstände verschiedenster Beschaffenheit können beispielsweise befühlt, ertastet, gedrückt oder einfach festgehalten werden und regen dabei auf vielfältige Weise die Wahrnehmung an, der Bewegung folgt, falls der Mensch den Gegenstand für angenehm oder interessant erachtet. Die Neugierde, die dadurch geweckt wird, stellt eine Verbindung zwischen den Menschen her und bildet die Grundlage einer gemeinsamen Aktivität. Das kann wiederum dazu führen, dass über den Gegenstand hinaus womöglich auch Pflegende wieder bewusst als Gegenüber wahrgenommen werden. Aus einem kleinen Tasterlebnis kann also jede Menge Bewegung entstehen, nicht nur auf physiologischer, sondern auch auf psychischer, emotionaler Ebene.

Eine andere Möglichkeit, Aufmerksamkeit zu wecken und ein wenig Abwechslung in den Alltag zu bringen, kann der Einsatz von Fühlschnüren (nach Bettina Rudert und Bernd Kiefer) sein. Entstanden als Türöffner im Rahmen des Therapeutischen Tischbesuchs (TTB) besteht eine Fühlschnur aus einer Schnur, die je nach Belieben von Wolle über Stoffband bis hin zum Seil aus nahezu jedem Material sein kann, solange dieses keine Gefahr für den Menschen mit Demenz darstellt, zum Beispiel, falls er es in den Mund nimmt. An dieser Schnur werden für dementiell veränderten Menschen vertraute, aber ebenfalls unbedenkliche, Gegenstände befestigt, die dann entdeckt, betastet und über die, sofern noch möglich, Erinnerungen ausgetauscht werden können.

Eine Fühlschnur kann thematisch gestaltet sein, beispielsweise für Frauen mit Handarbeitsutensilien. Sie eignet sich besonders gut für Menschen, die gerne etwas zum „Nesteln" in der Hand haben. So kann es auf einem Fühlband zum Beispiel auch Knöpfe und Löcher, Druckknöpfe oder andere Arten von Verschlüssen geben, die der Mensch öffnen und schließen kann. Eine leicht anzuwendende und zugleich umfassende Methode, bei der Sinne, Motorik, Erinnerung und Emotion wachgerufen werden.

Verfügt die Einrichtung über Kim-Spiele, so lassen sich auch daraus Materialien entnehmen, die ansprechen, neugierig machen und zur Bewegung anregen, mit allen positiven Nebeneffekten, die in den vorausgegangenen Abschnitten beschrieben wurden.

Musik regt den ganzen Körper an und kann von Mikrobewegungen bis hin zu ausladenden Bewegungen und Mitsingen zahlreiche Reaktionen, Gefühle und Erinnerungen hervorrufen. Zum Mitmachen eignen sich kleinere Instrumente, die leicht zu greifen und nicht zu laut sind, zum Beispiel Rassel, Triangel, Klangschale und anderes. Aufgrund ihrer starken Wirkung sollte Musik, vor allem wenn sie durch ein Gerät abgespielt wird, sorgfältig ausgewählt werden, wobei biographische und aktuelle Vorlieben zu berücksichtigen sind. Am Ende des Lebens sind besonders emotionale Reaktionen zu erwarten, da davon auszugehen ist, dass der bevorstehende Tod den Menschen existentiell anrührt, und selbst ein dementiell veränderter Mensch in dieser Phase spürt, dass etwas geschieht, auch wenn seine Wahrnehmung und deren Einordnung für Außenstehende in Art und Intensität nicht nachzuvollziehen sind. Musik kann also schöne Erinnerungen hervorrufen und somit zur Entspannung beitragen, aber auch sehr schnell das Gegenteil bewirken, sodass hier gerade am Lebensende ein sehr bewusster Einsatz erfolgen sollte.

Spiritualität und Sicherheit – eine notwendige Verknüpfung

Der Mensch ist mehr als die Summe seiner Einzelteile, würde der griechische Philosoph Aristoteles sagen. Die deutschen Pflegetheoretikerinnen und -Pflegewissenschaftlerinnen der ersten Stunde, Juchli (1987) und Krohwinkel (1993) übernehmen diese Ansicht mit ihren entwickelten Theorien, u.a. basierend auf den Kriterien „mit existentiellen Erfahrungen des Lebens umgehen" sowie „soziale Kontakte und Beziehungen aufrecht erhalten" und auch das Kriterium „emotionales Sicherheitsbedürfnis bezüglich des sozialen Umfeldes".

Der Mensch besteht nach dem ganzheitlich formulierten Bild aus Körper, Geist und Seele (Krohwinkel, 2013), seine Bedürfnisse verbinden sich immer mit den existenziellen Erfahrungen und seinem sozialen Umfeld. Umso klarer erscheint es, dass sich Pflegende und Betreuende und auch der Managementbereich in den verschiedenen Einrichtungen der Altenhilfe um mehr als die Körperlichkeit des dementiell veränderten Menschen – gerade gegen Lebensende – zu sorgen haben.

In vielen Fällen wird von den Betreuenden ein Zurückziehen in eine eigene Welt geschildert, auch eine selbstgewählte Isolierung von anderen Menschen im privaten Umfeld kann auftreten (Gehring-Vorbeck, 2011). Auch Erinnerungen an längst vergangene Zeiten der Gemeinsamkeit mit der Familie oder Freunden sind hier einzuordnen. Dabei ist wichtig, wie diese Räume, wenn sie denn existieren, gestaltet sind. Helle, freundliche, mit dezenten Farben ausgestaltete Räume lassen die Menschen grundsätzlich eine gewisse Wärme spüren.

Auch das Ausdrücken einer gewissen Spiritualität, wie Benennen von Orten der Religionsausübung, oder Gebete (Rosenkranz/Vaterunser) und Singen von Kirchenliedern und Gedanken zu Sterben und Tod, Trauer oder Sprechen vom Tod anderer Menschen sind beobachtet worden. Selbstaufgabe und Rückzug im Erwarten eines anderen Zustandes in naher Zukunft, wie eigene Todessehnsucht und dementsprechende Äußerungen, zumindest zu Beginn des Sterbeprozesses werden von den Menschen in nicht so weit fortgeschrittenen Stadien der Demenz beobachtet und berichtet.

Wünsche und Sehnsucht nach Geborgenheit durch vermehrten Kontakt zu Angehörigen, zu Freunden und Bekannten oder zu professionell Pflegenden sind ebenfalls häufig anzutreffen. Direkt, oder im Verborgenen und verklausuliert, werden sie geäußert und drücken Sehnsüchte und Bedürfnisse aus.

Dem inneren Tasten und Suchen in Anbetracht des nahestehenden Lebensendes nachzugeben, wird manchen dementiell Veränderten wichtig werden. Ein Suchen nach dem Lebenssinn begleitet jeden Menschen sein ganzes Leben lang und ist den Menschen eigen. Gerade bei einer Demenz haben sie den Wunsch nach einem Gestalten der eigenen Atmosphäre, der eigenen kleinen Welt, um wichtige existenzielle Erfahrungen in diesem geschützten Raum verarbeiten zu können. Sie benötigen persönlichen Freiraum, um sich dem Aufarbeiten gewisser Situationen hinreichend widmen zu können.

Kontaktwünsche und Nähe suchen, sind in schweren und belastenden Situationen für alle Menschen möglicherweise hilfreich und unterstützend.

Es scheint dabei völlig egal zu sein, ob Menschen mit Demenz den Wunsch nach Kontakt zu den Angehörigen, zu Freunden oder vermehrten Kontaktwunsch zu professionell Pflegenden empfinden, die in vielen Fällen eine engere Verbundenheit zu dem Menschen haben als die nächsten Anverwandten.

!

Wenn ein am letzten Lebensweg Stehender plötzlich wieder mit seiner „Lieblingspflegekraft" spricht, so der Kontakt sogar auf dieser Basis wieder hergestellt wird und sich kognitiv veränderte Menschen bei Zuwendung und Berührung beruhigen lassen, sind die Versorgenden auf der richtigen Seite.

Auf der Spurensuche, was einem Menschen in der letzten Lebensphase wichtig und für ihn sicherheitsstiftend ist, können persönliche Gegenstände, wie beispielsweise ein Bild, ein Gesangbuch, ein Rosenkranz oder auch ein Fotoalbum, hilfreich sein.

Pflegende sollten darauf achten, wie der Mensch selbst diese Gegenstände behandelt, bzw. falls er dies von selbst nicht mehr kann, sehr achtsam und respektvoll mit ihnen umgehen, da sie für den dementiell Veränderten nicht nur von sehr hohem ideellen Wert sein können, sondern auch ein Identifizierungsgegenstand, wie etwa ein Anker in seiner sich durch die Demenz verändernden Welt.

Für Außenstehende ist es häufig nicht nachzuvollziehen, wie Menschen sich und ihre Umwelt in ihrer Demenz erleben, welche Empfindungen und Gefühle für sie damit verbunden sind und welche Bedeutung diese Veränderungen für sie haben. Aus der Biographie heraus können Hinweise existieren, was für den Menschen in seinem bisherigen Leben existenziell war und was ihn in schwierigen Situationen getragen hat. Im Verlauf der Demenz kann sich die Gewichtung der Erlebnisse jedoch völlig verändern, sodass bedingt durch die Demenz oft nicht klar ist, in welchem Kontext der Mensch sich gerade in seinem Erleben befindet und welche Gefühle für ihn damit verbunden sind. Die umsorgenden Menschen brauchen hier sensibles Einfühlungsvermögen, um herauszufinden, was dem Menschen mit Demenz im Abschied vom Leben angenehm und wohltuend ist und was eher Angst und Unruhe auslöst.

Vieles in unserem Leben erfassen wir unbewusst. Häufig und immer wieder Erlebtes wird instinktiv aufgenommen und ohne große Überlegungen in anderen Zusammenhängen wieder- und weiterverwendet. So geschehen gewisse Bewegungsabläufe ohne, dass wir mit Anstrengungen vorher darüber nachdenken müssen.

Ebenso ist es mit den Ereignissen im Leben – auch in dem der dementiell Veränderten. Sie erleben eine Situation und erinnern sich unvermittelt an eine schöne Begebenheit, die längst aus ihrem Fokus entschwunden war. Insofern pendeln Menschen mit Demenz möglicherweise ständig zwischen Erinnerung und bewusstem, zeitnah Erlebtem und Existentem hin und her. Sie suchen möglicherweise immer nach ihrem räumlichen, zeitlichen und sozialen Platz in dem Maße, genau in dem Maße wie ihnen die räumliche, zeitliche und zum Teil auch die soziale Orientierung fehlt. Pflegende sollten sich dessen bewusst werden und sein. Das Erwarten eines anderen Zustandes ist in der Sehnsucht des Menschen am Lebensende oft gegeben.

Wenn sich Menschen mit Demenz in der letzten Lebensphase immer wieder die Infusionen ziehen, um möglicherweise lebensverlängernde Maßnahmen zu unterbinden, muss dies akzeptiert werden. Der eigene Wunsch oder die Sehnsucht nach dem herannahenden Tod sollte respektiert werden, egal ob eine Demenz vorliegt oder nicht.

Im Leben wie im Sterben ist der Mensch auf Beziehungen angewiesen. Sie haben bezüglich ihrer sozialen Umgebung ein oft sehr emotionales Bedürfnis nach Sicherheit.

> **!** Oft bleiben die Eltern oder der Partner, egal, ob lebend oder verstorben, der konstante und fixe Punkt im Leben eines Menschen. Sie bieten Sicherheit und Geborgenheit. Diese Sicherheit und Geborgenheit benötigen dementiell Veränderte umso mehr am Ende ihres Lebensweges.

Sorgetragen für Partner und Kinder und der Wunsch nach der Nähe geliebter Menschen sind häufige Beispiele, wie beispielsweise, dass eine Bewohnerin immer wieder rufend ihre geliebten Familienmitglieder sehen möchte. Selbst ein Gedanke an einen lieben Menschen kann ihnen Sicherheit und ein gutes Gefühl geben.

Professionelle Fachkräfte geben diese Sicherheit und das positive Gefühl den im Sterbeprozess befindlichen Menschen mit Demenz durch ihre Empathie und ihr Verständnis, sie zeigen die so notwendige Sicherheit und Orientierung für den letzten Lebensweg der Betroffenen. Menschliche Beziehungen bereichern den letzten Lebensweg, machen ihn leichter und angenehmer für den sich im Sterbeprozess Befindlichen.

Vertraute Umgebung schaffen und Zuwendung geben sind hier wichtige Aspekte, die bedacht werden sollten. Wie bereits beschrieben, sorgt ein vertrautes Umfeld für Sicherheit, die den Menschen mit Demenz hilft, Halt in ihrer sich auflösenden Welt zu finden. Was dafür individuell besonders wichtig ist, sind persönliche Gegenstände beispielsweise, immer wieder kehrende Besucher oder Abläufe, die von den Pflegenden situativ in Erfahrung gebracht und berücksichtigt werden sollten, da sich Bedürfnisse im zu Ende gehen des Lebens ändern können. Im Verlauf der Demenz können Menschen am Ende des Lebens Augenblicke erleben, in denen sie vertraute Menschen klar vor sich sehen, die schon vor Jahren verstorben sind. Darauf sollten die Pflegenden sensibel eingehen und die

Realität der dementiell veränderten Menschen respektieren und sie weder überbewerten noch versuchen, sie ihnen auszureden.

Pflegende, die eine Beziehung zu dem Menschen mit Demenz aufgebaut haben, können in der Regel gut einschätzen, ob sie das Bedürfnis nach Nähe oder Distanz haben. Dementsprechend sollten sie darauf eingehen und sich bewusstmachen, dass sie durch ihre Tätigkeit dem Betroffenen womöglich so vertraut geworden sind, dass diese sich unter Umständen auch deren Nähe und nicht nur die, der ihnen aus der Vergangenheit oder der Familie Nahestehenden wünschen.

Demenz und Sterben in einer multikulturellen Gesellschaft

> *„Untrennbar von Pflege ist die Achtung der Menschenrechte, einschließlich des Rechts auf Leben, auf Würde und auf respektvolle Behandlung. Pflege wird mit Respekt und ohne Wertung des Alters, der Hautfarbe, des Glaubens, der Kultur, einer Behinderung oder Krankheit, des Geschlechts, der sexuellen Orientierung, der Nationalität, der politischen Einstellung, der ethnischen Zugehörigkeit oder des sozialen Status ausgeübt." (Deutscher Berufsverband für Pflegeberufe, 2013, S. 1)*

Als in der zweiten Hälfte des 20. Jahrhunderts Menschen aus verschiedenen südlichen Ländern als Arbeitnehmer in deutschen Unternehmen angeworben wurden, dachten weder sie noch die Bevölkerung Deutschlands daran, dass diese in weiteren Generationen hier leben würden. Migration begann mit dem Ursprungsgedanken, sich im fremden Land wirtschaftlich zu verbessern, im Heimatland die Familie zu unterstützen und nach einigen Jahren wieder dorthin zurückzukehren.

Die sogenannten Gastarbeiter, die damals mit 20 bis 30 Jahren als Arbeitssuchende nach Deutschland kamen, sind zum heutigen Tage 60 und mehr Jahre alt. Schätzungen zufolge (Deutsche Alzheimergesellschaft, 2016 o.S.) leben momentan in Deutschland etwa 108.000 Menschen mit Migrationshintergrund, die eine Demenz haben. Auch hier werden höhere Lebenserwartung und veränderte Familienstrukturen dafür sorgen, dass vermehrt Menschen mit Migrationshintergrund und Demenz den Bedarf an Pflege in Altenhilfeeinrichtungen benötigen.

Da bei einer Demenz die Erinnerungen und Wahrnehmungen aus den jüngeren Lebensabschnitten früher aus dem Gedächtnis verschwinden als jene aus

Kindheit, Jugend sowie früherem Erwachsensein, verlieren dementiell veränderte Menschen oft die Erinnerungen an ihr Leben im Gastland, während die Muttersprache, die im Langzeitgedächtnis gespeichert ist, recht lange erhalten bleibt. Selbst jemand der fließend Deutsch konnte, verliert möglicherweise diese Fähigkeit als Folge der fortschreitenden Demenz.

BEISPIEL

Eine pflegende Angehörige berichtete: „Mein Vater hat im Zuge der Demenz die Fähigkeit, deutsch zu sprechen, verloren, obwohl er bisher als Russlanddeutscher fließend Deutsch konnte. Jetzt spricht er nur noch russisch. Das Personal, Ärzte wie Pflegekräfte und Therapeuten, können ihn nicht mehr verstehen. Es könnte aber auch eine historische Begründung geben: Zur stalinistischen Zeit war die deutsche Sprache bei Strafe verboten, vielleicht befindet er sich in seinem „Hier und Jetzt" in dieser Zeit und befürchtet Bestrafung und deren Folgen."

Ein solcher Verlust der deutschen Sprache bei dementiell veränderten Migranten führt nicht nur zu Kommunikations- und Interaktionsproblemen mit den professionell Pflegenden. Auch für ärztliche Therapien und Beschäftigungsangebote ist die Sprache wichtig.

Die Angehörigen dieser Menschen wiederum stehen nun hier im Spannungsfeld zwischen Tradition und Realität, nämlich der Tradition „Jung pflegt Alt" und der Realität von Berufstätigkeit und enger zeitlicher Gebundenheit.

BEISPIEL

Für Angehörige ist es selbstverständlich sowie eine familiäre Verpflichtung, sich um Eltern, Großeltern oder Ehepartner zu kümmern und diese selbst zu pflegen. Der Gedanke, ihre pflegebedürftigen Angehörigen in eine Altenhilfeeinrichtung zu verbringen, ist für sie teilweise respektlos und unwürdig. Solange es Lebensumstände, Wohnverhältnisse und Finanzen zulassen, werden die Betroffenen zu Hause versorgt und betreut/gepflegt.

Professionelle, ambulante Dienste oder stationäre Hilfsangebote werden vielfach nicht im notwendigen Umfang oder überhaupt nicht genutzt, weil zum Teil das notwendige Wissen und zum anderen die historisch geprägten familiären Traditionen und Rituale dies nicht erlauben.

Nun sollte in kurzen Abschnitten auf die verschiedenen Religionen und Kulturen und deren Bezügen in der Pflege eingegangen werden:

Der Islam gehört zu den drei großen Weltreligionen und ist die am meisten vertretene Religion bei Menschen mit Migrationshintergrund. Was macht den Islam aus?

Der Islam ist die vom dem Propheten Mohammed Anfang des 7. Jahrhunderts in Mekka gestiftete Religion, deren Anhänger als Muslime oder Moslems bezeichnet werden. Mit rund einer Milliarde Gläubigen ist es nach dem Christentum die zweitgrößte Glaubensgemeinschaft der Welt. Sein religiöses Zentrum liegt in Mekka in Saudi-Arabien, der Geburtsort des Propheten. Geistliches Oberhaupt und Leiter jeder jeweils selbstständigen islamischen Gemeinde ist der Imam – der Vorbeter – welcher den Koran für die Gemeinde auslegt. Die religiösen Glaubenssätze und Pflichten sind genau festgelegt.

Der Islam ist für die meisten Gläubigen eine Lebensform und ein anleitendes Handlungssystem. Wie ausgeprägt Gebote und Vorschriften des Korans allerdings gelebt werden, kommt auf die Frömmigkeit des einzelnen Menschen an. Für Betreuung und Pflege dieser Menschen ist es von Bedeutung auf individuelle Bedürfnisse und Lebensstile einzugehen und keine Stereotypisierung vorzunehmen.

Der Besuch von Kranken und Versterbenden wird bei Muslimen als Pflicht und eine gute Tat zugleich angesehen. Liegt eine Person im Sterben dürfen die Islamischen Glaubensgenossen diesen nicht alleine lassen. Der Sterbende wird bis zum Tod von Angehörigen und Freunden begleitet.

! Sterbende möchten so liegen, oder gelagert werden, dass sie in Richtung Mekka schauen. Die religiöse Begleitung sollte den Angehörigen oder anderen gläubigen Muslimen überlassen werden. Diese beten und lesen aus dem Koran.

Eine große Gruppe der Migranten gehört dem jüdischen Glauben an. Diese kommen in der Mehrheit aus den ehemaligen russischen Republiken. Was macht den jüdischen Glauben aus?

Im jüdischen Glauben ist Gott Ursprung allen Seins, alleiniger, ewiger und allwissender Schöpfer. Nur ihm gebührt Anbetung. Seine Gebote und sein Wille sind zu halten. Er offenbarte seine Botschaft ausgewählten herausragenden Propheten, wie bspw. Mose. Durch ihn vermittelte Gott dem Volk Israel die ewige Torah, die Heilige Schrift des Judentums. Orthodoxe Juden haben strenge Speisegebote -Nahrungsmittel müssen koscher sein – und heiligen den Sabbat (Schabbat), den Samstag. Die Zeit von Freitag – bis Samstagabend ist absolut heilig, jegliche Arbeit, selbst die Verwendung bestimmter Energien oder Lichteinschalten ist verboten.

Darum wird ein streng gläubiger jüdischer Mensch unter Umständen die Glocke im Altenheim oder Rufglocke im Krankenhaus nicht verwenden. Pflegende sollten daher vermehrt aus eigenen Antrieb und spontan immer wieder nach Bewohnern und Patienten schauen. Dies gibt ihnen Sicherheit und Orientierung, die die Menschen vielleicht gerade in ihrer Demenz und auf dem letzten Lebensweg benötigen.

Eher weniger vertreten sind hinduistische Migranten. Trotzdem sollte auch hier ein kleiner Einblick gegeben werden, obwohl sich aufgrund der verschiedenen Kastenzugehörigkeiten auch die Sterberituale unterscheiden können.

Im Hinduismus werden Sterbende mit dem Kopf in Richtung Süden gelegt, da dort der Totengott Yama vermutet wird.

Es ist wichtig, dass der Tote gereinigt wird. Mit der Reinigung des Körpers geht die Reinigung der Seele einher. Der Leichnam des Verstorbenen wird durch eine Hintertür mit den Füßen voran aus dem Haus getragen.

Grundsätzlich sollten in der Pflege tätige Menschen eine gewisse Vielschichtigkeit der Perspektiven bedenken und nicht nur – oder erst dann – an grundsätzliche Aspekte, wie das prinzipielle Gesundheits- und Krankheitsverständnis in einer multikulturellen Gesellschaft denken.

Machen Sie sich Ihre eigenen Wurzeln, Vorurteile, Ihren eigenen weltanschaulichen Hintergrund und Ihr Menschenbild bewusst. Bringen Sie sich selbst interkulturell ein, indem Sie inter- und multikulturellen Konfliktpotentialen offen und konstruktiv gegenübertreten.

Sterbebegleitung von Menschen mit Demenz in der pflegerischen und betreuerischen Praxis

Zuhause zu sterben ist der Wunsch und zugleich Forderung vieler Menschen. Doch ist nicht nur das Zuhause im räumlichen Sinn, sondern auch das Zuhause gemeint, an dem man sich im Ort daheim fühlt. So kann es auch eine Altenhilfeeinrichtung sein, in der der sterbende Mensch mit Demenz sich daheim fühlt.

Oft vermitteln Gegenstände wie beispielsweise Kerzen, religiöse Gegenstände, ein Gebet-/Gesangbuch, die Erinnerung daran, zu einer kirchlichen, oder ganz allgemein formuliert, zu einer Gemeinschaft dazu zu gehören. Vielleicht gibt es noch das Kommunion-/ Konfirmationsbild, oder ein Bild der Kirche, der Moschee, das man in Sichtweite aufhängen kann?

Eine Fachkraft für gerontopsychiatrische Pflege und Betreuung berichtet aus ihrem Arbeitsalltag auf einem beschützenden Bereich einer stationären Einrichtung folgende Begebenheit:

BEISPIEL

Ein im Sterben liegender älterer Herr mit Demenz wirkte glücklicher und beruhigter, wann immer eine Fachkraft ihn kurz besuchte und ihm Zuwendung und Aufmerksamkeit entgegenbrachte. Es hellte sich dessen Mimik auf, er lächelte und beruhigte sich zunehmend, wenn jemand in seiner Nähe war. Unter diesen Umständen hatte die Pflegende das Gefühl, dass der dementiell veränderte Mann in der Folge erheblich unverkrampfter und freier aus dem Leben schied, da er regelmäßig von Menschen besucht wurde und ihm Zuwendung, Orientierung und damit Sicherheit gegeben werden konnte.

Dieselbe Pflegende berichtet auch davon, dass eine intensive Betreuung möglicherweise dazu führen kann, dass diese Menschen, die möglicherweise aus einer Verzweiflung heraus sterben möchten, durch diese intensive Betreuung und Begleitung, länger am Leben bleiben möchten.

Leider sind solche Personalschlüssel, wie sie auf einer beschützenden Station zu finden sind, nicht so häufig anzutreffen. Studien belegen dies übrigens. In diversen, von Kollegen betreuten Studien konnte belegt werden, dass Menschen mit Demenz in sogenannten Pflegeoasen – trotzkurzen Lebenszeitprognosen – weitaus länger und zufriedener ihre letzten Tage dort verbringen konnten (Mediengruppe Oberfranken, 2016).
Nähe hat nichts mit unangebrachter Distanzlosigkeit zu hilfebedürftigen älteren Menschen und damit einhergehender Geringschätzung ihrer Persönlichkeit zu tun. Im Gegenteil, gerade durch professionelle Empathie kann eine enge, ehrliche Beziehung zu den zu Pflegenden aufgebaut und ihnen somit Angenommensein und Geborgenheit vermittelt werden. Nach Berichten von Pflegenden kommt dem generell eine große Bedeutung zu, die am Lebensende für die Betroffenen noch viel wichtiger und existentieller zu werden scheinen.

Pflege in diesem Sinne bedeutet, ein Stück Leben zu teilen und es lebenswert werden zu lassen – über die begrenzten, äußerst ungleich verteilten Möglichkeiten hinweg, diesen gemeinsamen Weg zu beeinflussen.

Die Aufgabenbereiche in Begleitung und Pflege der Menschen unterscheiden sich häufig nur in Nuancen, auch wenn die Arbeit im täglichen Charakter von hoher Individualität geprägt ist. Was persönlich für hilfreich und erprobenswert erscheint, kann für den jeweiligen Alltag in der Begleitung von Menschen mit Demenz in der letzten Lebensphase modifiziert und übernommen werden.

Weiterhin sollten sich professionell Pflegende dessen bewusst sein, dass sie in nicht wenigen Fällen den einzigen sozialen Kontakt darstellen und das soziale Umfeld der Menschen mit Demenz werden.

Daneben sollten Mitarbeitende in den Pflegeeinrichtungen und auch in den ambulanten Pflegestationen sich bewusst sein, dass sie Vorbehalte, möglicherweise Neid und Eifersucht von Seitens Angehöriger treffen können, falls sie die Rolle eines Nahestehenden annehmen, oder von den zu Betreuenden als solcher angenommen werden.

Wird einem Menschen mit Demenz die Entscheidungsfähigkeit über sein eigenes Ruhe- bzw. Aktivitätsgefühl abgesprochen, indem feste Zeiten eingehalten werden müssen, führt dies auch zu Unruhezuständen. Meist schwingen Probleme im Arbeitsablauf der Pflegenden und der Einrichtungen hier mit. Mit flexibel gestalteten Arbeitsabfolgen kann dem entgegengewirkt und den sich in der letzten Lebensphase Befindlichen achtungsvoll begegnet werden. Auch gilt es, Rückzug, vermehrtes Ruhebedürfnis und möglicherweise vermehrtes Schlafbedürfnis zu respektieren, um den Menschen und seine Bedürfnisse zu würdigen und anzuerkennen.

BEISPIEL

Wie jeder Mensch hat auch ein dementiell Veränderter Schlafgewohnheiten und Vorlieben, die sich jedoch im Zuge der Demenz ändern können, oder auch durch die demenzbedingten Veränderungen nicht mehr zu realisieren sind. Beispielsweise, wenn jemand lebenslang gewohnt war, auf dem Bauch zu schlafen, sich im Laufe der Demenz aber nicht mehr selbst im Bett drehen kann. Hier sind die Pflegenden gefragt, aktuelle Gewohnheiten, wie Lieblingspositionen, oder bevorzugte Materialien, wie ein bestimmtes Kissen, Deckbett, oder auch Rituale, ohne die der Mensch nicht – oder nicht gut einschlafen kann – in Erfahrung zu bringen. Auch eine angenehme Atmosphäre im Raum ist von den Pflegenden für den dementiell veränderten Menschen zu schaffen, der bei Bedarf nicht selbst den Rollladen oder das Fenster schließen, oder öffnen kann. Informationen zu Vorlieben sind, soweit sie nicht der Biographie zu entnehmen sind, von Angehörigen zu erfragen, bzw. durch Beobachtungen und Intuition der Pflegenden während ihrer Arbeit zu gewinnen. Auf diese Weise kann man dem Menschen ein angenehmes, Sicherheit vermittelndes Umfeld gestalten, in dem er sich geborgen fühlen darf und zur Ruhe kommen kann.

Wie an anderer Stelle bereits ausführlicher beschrieben, können auch hier Rituale von großer Bedeutung sein, ohne die ein dementiell veränderter Mensch möglicherweise keinen ruhigen Tagesabschluss finden kann. Dieses Ritual kann beispielsweise ein gemeinsames Gebet vor dem Einschlafen sein, ein „Betthupferl" in Form einer kleinen Süßigkeit, Musik, oder auch ein Kuscheltier, das mit unter die Bettdecke muss. Persönliche Gegenstände sind hier sehr wichtig, da sie dem Betroffenen vertraut sind und ihm zugleich signalisieren, was in seinem Umfeld, dessen Tageslauf er womöglich nicht folgen kann, geschieht. Auch das Zubettbringen durch Pflegende, oder, ein sich kurz ans Bett setzen, sofern der Mensch es wünscht oder zulässt, kann ein beliebtes, sicherheitsstiftendes Ritual werden. Dabei kann beispielsweise die Türe einen Spalt offengelassen werden, damit ein geringer Lichtschein ins Zimmer gelangt, oder man kann einfach ein Nachtlicht brennen lassen. Geliebte Menschen verlassen den Betroffenen am Ende des Tages und gehen in ihr eigenes Zuhause zurück, er fühlt sich verlassen und aufgegeben. Ist dann Unruhe und Agitiertheit nicht verständlich? Kann dies dann nicht in ein erschwertes Einschlafen – oder genau gegensätzlich – in eine Flucht in den Schlaf münden?

Der Gesichtsausdruck eines dementen Menschen in seiner letzten Lebensphase wirkt ausdrucksloser und oft weniger emotional. Der Körper erscheint versteift, der Blickkontakt verändert sich oder geht verloren.

Dementiell veränderte Menschen beziehen sich vermehrt auf sich selbst, im Zentrum stehen ihre eigene Person und ihr Körper. Dieser Umstand und diese Körperhaltung wirken auf uns oft beirrend, weil der Mensch durch seinen reduzierten Ausdruck und durch seine Passivität sowohl uninteressiert, als auch unnahbar wirkt.

BEISPIEL

Menschen mit Demenz – umso mehr jene in der letzten Lebensphase – leiden darunter, aus ihrer Umgebung herausgerissen zu sein oder zu werden. Damit ist nicht nur der Umzug ins Lebensfeld Altenheim gemeint. Oft folgte schon vorher Vertreibung aus der Heimat während der Kriegszeit. Ein Bericht im Radio oder im Fernsehen, ein Gespräch am Nachbartisch kann diese unangenehmen Empfindungen wieder klar erscheinen lassen. Es erfolgt ein Rückzug und Sinnieren darüber, was nun wirklich ist, bzw. zu sein scheint.

Oft erscheint es, als würden die dementiell veränderten Menschen im Sterbeprozess ihr Gegenüber und ihre Umwelt nicht mehr wahrnehmen wollen oder können. Dies führt häufiger zu Hindernissen und Missverständnissen zwischen Pflegenden, Angehörigen und den Menschen mit Demenz. Unsicherheit, Gereiztheit, Zorn, gereizte Reaktionen auf allen Seiten können sowohl Pflegebeziehung als auch alle anderen Beziehungen belasten.

Einem Menschen würdevoll zu begegnen heißt, ihn in seiner Persönlichkeit zu akzeptieren und wertzuschätzen – unabhängig davon wie er körperlich, sprachlich, oder in seinen anderen Ausdrucksweisen in Erscheinung tritt. Menschen, die zurückhaltend oder gar nicht reagieren, sind nicht deswegen emotionsarm oder gefühlslos. Darum sollten Betreuende und Pflegende diesen Situationen nicht ausweichen und die Menschen in ihrer Einsamkeit verbleiben lassen. Denn auch stark kognitiv veränderte, versterbende Menschen sind Persönlichkeiten, denen Pflegende in ihrer letzten Phase des Lebens auf gleicher Ebene würdig begegnen müssen.

Leichter mit Negativem umgehen zu können, oder mit dem Leben abzuschließen ist, wenn man sich mit intensiven Beziehungen umgibt. Leichter scheinen Lasten und Erschwernisse ertragbar zu sein, wenn der Mensch mit Demenz in soziale Strukturen eingebunden ist (Wojnar, 2007, S. 81). Hier besteht kein Unterschied zwischen dementiell Veränderten und Nichtveränderten. Pflegende sollten sich eines kompetenten Einsatzes gemäß der Biographiearbeit einbringen, um dadurch, eine Verbindung zwischen Biographie und jetzigem Verhalten sehen zu können.

Das Bewusstsein und die Selbstwahrnehmung sind bei jedem Menschen verschieden und sicher ist dies, umso mehr im Zusammenhang mit einer dementiellen Veränderung.

Der Mensch mit Demenz lebt im Hier und Jetzt, im ewigen (immerwährenden) Augenblick und kann nichts fassen und akzeptieren, was dem nicht – sofort – entspricht. Es ist für diese Person nicht zu verstehen, wenn sie mit heller Stimme nach ihrer Schwester, Mutter oder einer anderen so vermissten Person ruft und keine Antwort erhält. Damit wird die Sehnsucht nicht erfüllt und so erscheint ihr alles andere sinn- und bedeutungslos. In diesem Augenblick sehen sie ihre verstorbenen Angehörigen im geistigen Auge vor sich, haben den unerfüllbaren Wunsch sich mit ihnen zu beschäftigen, zu reden und ihre Nähe zu suchen. Hoffnung ist zu diesem Zeitpunkt für diese kognitiv veränderten Menschen wichtig. Besteht die Aussicht, dass sich der Wunsch erfüllen lässt, macht sich eine hoffnungsvolle Erwartung breit und die Menschen werden ruhiger und können zufriedener ihrer Wege im Tagesablauf gehen. Dies ist ein Ansatz, den professionell Pflegende bedenken müssen.

Bei dem vermeintlich In-sich-gekehrten Menschen ist, wenn man bewusst auf Körperhaltung, Aura, Ausdruck, Körperspannung und Mimik des Gesichtes achtet, viel zu bemerken. Auch im Laufe einer Pflegeintervention kann sich an der Körpersprache einiges verändern. Beim bewussten Beobachten von Körperhaltung, Bewegungen, Muskeltonus oder Atmung des Gegenübers sind häufig Änderungen festzustellen.

Beobachten Sie, ob sich im Laufe der Pflegehandlungen etwas verändert: Öffnet der Bewohner unerwartet die Augen? Spannt er im Laufe des Kontaktes die Muskulatur an, bewegt er sich plötzlich in Richtung der pflegenden Person?

Atmet er schwer? Oder wirkt er entspannter?

Diese Anregungen zur Reflexion sind nicht nur für die Mitarbeitenden stationärer Einrichtungen zutreffend, hier können sich auch die ambulanten Pflegedienste angesprochen fühlen.

Palliative Care und Spiritual Care am Lebensende

„Abschied ist die innigste Form menschlichen Zusammenseins“ (Kudszus, 1973).

Der Begriff *Palliative Care* leitet sich vom lateinischen „pallium“ – Mantel und vom englischen Wort „Care“ ab. Dieses Wort kann in der deutschen Sprache nur unzulänglich mit mehreren Bedeutungen wiedergegeben werden. Care bedeutet so viel wie etwa „Sorge“ oder „Sorgfältigkeit“ und auch „Aufmerksamkeit“ sowie „Pflege“.

Bekannt ist manchmal auch das Bild des „Schutzmantels“ in der Pflege. So dient in christlich geprägten Traditionen der Mantel Marias nicht nur als schirmender Umhang, sondern ebenfalls als Abwehrschild. So geht es in der Tat in der palliativen Praxis vielfach sowohl um den Schutz des Betroffenen, als auch um die Abwehr z.B. medizinisch oder pflegerisch unangemessener und Leiden mehrender Maßnahmen (Gronemeyer & Heller, 2014, S. 88).

Im europäischen Kulturraum liegen die Wurzeln von Palliative Care in Hospizidee und Hospizbewegung. Als Pioniere der Hospizbewegung gelten die britische Ärztin und Krankenschwester Saunders (1918-2005) und die Schweizer Psychiaterin Kübler-Ross (1926-2004). Saunders gründete das St. Christopher`s Hospice. Mit dem Wissen um Bedürfnisse und Wünsche sterbender Menschen regte sie kurze Zeit später erstmals eine ambulante Versorgungsstruktur an. Kübler-Ross entwarf – wie in einem der vorherigen Kapiteln beschrieben – ihre Ansätze zum Umgehen mit Tod und Sterben am letzten Lebensweg und in etwa zeitgleich entwickelte sich insgesamt die Palliative Medizin in großen Schritten (Billmann, Schmidt & Seeberger, 2009, S. 157).

In Deutschland verlief die Entwicklung von Palliativmedizin und der ehrenamtlich orientierten Hospizbewegung eher parallel, während in anderen europäischen Ländern eine stark stationäre Versorgungsausrichtung entstand. Im Fokus der palliativen Medizin steht eine stetige Verbesserung der Lebensqualität multimorbider, unheilbar kranker Menschen durch konsequente Linderung von Schmerzen, Übelkeit, Atemnot und Angst. Ziel der Hospizbewegung ist ein begleitetes, würdevolles Sterben ohne Leiden an einem vom Betroffenen selbst gewählten Ort (Billmann, Schmidt & Seeberger, 2009, S. 157).

Die Weltgesundheitsorganisation (WHO) stellt daneben weitere Elemente des Palliative-Care-Ansatzes in den Vordergrund. Dazu gehört es, Schmerzen und belastende Symptome zu lindern und abzuschwächen, psychische und spirituelle Aspekte in die Versorgung und Pflege mit einzubeziehen. Ebenfalls soll das Sterben als ein natürlicher Prozess gesehen werden und trotzdem das Leben Sterbender angenommen und akzeptiert werden. Dazu gehört letztendlich auch eine Haltung, den Tod weder zu fördern, noch zu verzögern.

In Differenzierung zu früheren Definitionen soll hier ausdrücklich angemerkt werden, dass Palliative Care bereits sehr früh im Krankheitsverlauf seine erste Anwendung finden sollte und nicht als Konzept für den allerletzten Lebensweg eines Menschen mit oder ohne Demenz zu verstehen ist. Palliative Care beschränkt sich nicht auf eine bloße Erleichterung des Sterbens.

Spiritual Care meint ein existentielles Auseinandersetzen mit Leben und Tod. Jenseits von Symptom- und Schmerztherapie benötigt der Mensch in seinen Nöten und Ängsten kulturübergreifende, sensible, wertschätzende spirituelle Begleitung schon weit vor dem Sterben und Tod. Dies wird als notwendig erachtet, um dem Menschen Geborgenheit, Orientierung und damit auch Sicherheit, zu einer Zeit möglicherweise höchster Anspannung, geben zu können. Spiritual Care ermöglicht menschenfreundliche und gesellschaftlich-kulturelle Teilhabe im Leben, in Krankheit und in anderen kritischen Lebensphasen und auch im Sterbeprozess.

Mehr hierzu ist im Buch von C. Birkholz „Spiritual Care bei Demenz" (2017) nachzulesen.

Der letzte Lebensweg von Menschen mit und ohne Demenz wird aufgrund aktueller beruflicher Anforderungen an Angehörige vermehrt in Einrichtungen der Altenpflege und auch der Krankenpflege verlegt. Diese sind zunehmend mit der Vielfalt der schweren Probleme, die im Verlauf des Sterbeprozesses von Menschen mit Demenz auftreten können, alleine gelassen.

Kognitiv veränderte Menschen nehmen sich möglicherweise aufgrund ihres Mangels an Zeitperspektive und körperlicher Wahrnehmung nicht wirklich als Sterbende wahr. So liegen großer Druck und Belastung auf den professionell Pflegenden und/oder auf den pflegenden und sorgenden Angehörigen.

Sie sollen und müssen deren Wünsche, Forderungen und letzte Anliegen erfühlen und mit in diesem Sinne getätigten Entscheidungen und Handlungen in ihrem eigenen Leben selbst zurechtkommen. Um diese Menschen auf dem – möglicherweise schweren Weg – begleiten zu können ist es eine Möglichkeit, im Sinne von Ruth Cohn (2009) vorzugehen:

- Es werden nicht Defizite aufgezeigt, sondern mit vorhandenen Ressourcen gearbeitet.
- Die Person des dementiell und kognitiv veränderten Menschen steht im Mittelpunkt des Betrachtens, der Kommunikation und des Arbeitens mit ihm.

- Grundsätzlich steht der Mensch mit Demenz und nicht die Demenz im Vordergrund aller Gedanken und allen Handelns.
- Nicht Funktionen sollen erhalten werden, sondern die Persönlichkeit und deren Person.

In die praktische Arbeit übertragen heißt es für die Pflegenden, sich nicht nur mit der Diagnose Demenz und dem herannahenden Ende aneinanderzusetzen, sondern mit dem Menschen an sich, seiner Zerbrechlichkeit, seiner veränderten Wahrnehmungen und seinen kognitiven Störungen, um diesen im Sinne von Palliative und Spiritual Care begleiten zu können. Sie müssen sich mit allen Mitteln Beziehung und Kommunikation erarbeiten:

- durch Einbeziehen des Körpers,
- durch das Prinzip der Authentizität, das zu sein, was man vorgibt zu sein;
- durch das Schaffen von Situationen, die Veränderungen ermöglichen;
- durch das Prinzip einer „partnerschaftlichen Beziehung", welche den Betroffenen als Gleichgestellten – trotz seiner fehlenden Ressourcen sieht;
- durch das Prinzip des Hier und Jetzt, einem Sein in der Gegenwart, das sich primär um die aktuellen Bedürfnisse und Situationen sorgt, nicht um Zukunft oder Vergangenes;
- dadurch, dass sie den Menschen am Lebensende seine Rolle finden und leben lassen. Dies kann geschehen, indem durch intensive Biographiearbeit seinen Ritualen und Routinen größere Wichtigkeit beigemessen wird.

Nach Tom Kitwood (Kitwood, 2016) sind die wichtigsten psychischen Bedürfnisse Sterbender ganz allgemein und können auch auf Menschen mit Demenz übertragen werden.

Liebe: Liebe und geliebt werden steht im Mittelpunkt. Dies können sowohl Angehörige sein als auch Pflegende in einer partnerschaftlichen Beziehung.

Bindung: Primäre Bindungen sind lebensnotwendig. In Zeiten einer veränderten sozialen Familienstruktur werden dies vermehrt die Fachkräfte in pflegerischen Beziehungen sein.

Trost: Trost und Trösten sind wichtig besonders bei Verlusten. Dazu zählt der Verlust der eigenen Heimat, genauso wie der mögliche Verlust sozialer Beziehungen durch die dementielle und kognitive Veränderung.

Identität: Kontinuität des Selbst und der Person. Den Menschen im Versterben seine Rolle finden lassen, ihn sowohl spirituell, wie auch palliativ – also rigoros an seinen Bedürfnissen orientiert – zu begleiten erscheint dringend notwendig.

Beschäftigung: Beschäftigung soll erfolgen je nach Interesse und Biographie. Nicht irgendeine Beschäftigung, sondern biographisch angepasste Betreuung des Menschen in der letzten Lebensphase.

Einbeziehung: Einbeziehen in ein soziales Leben und in Gemeinschaften. Dazu gehört, nicht alleine gelassen zu werden, je nach den eigenen Bedürfnissen versorgt und betreut zu werden.

Ziel ist, neben so wichtigen Dingen wie informieren, unterstützen und wertschätzen auch Sicherheit, Orientierung und im wahrsten Sinne des Wortes Halt zu vermitteln. Ein kleiner Exkurs ins Visuelle mag dies vermitteln:

J Ja-Sagen zu den Aufgaben und Herausforderungen, die dementiell Veränderte von uns einfordern

E Engagement zeigen für diese Menschen, deren Bedürfnisse und Wünsche.

T Tolerant sein – sowohl anderen als auch sich selbst gegenüber.

Z Zupackend die schweren Aufgaben im Palliative Care meistern.

T Traurig sein, wenn einem danach ist.

Demenz und Sterben im eigenen Zuhause

Zu den Angehörigen eines Menschen mit Demenz werden Menschen gezählt, die dem Betroffenen am nächsten stehen und dessen Leben aus der Zeit vor der Demenz kennen – inklusive der verschiedensten Gewohnheiten, Bedürfnisse,

Prioritäten, Werthaltungen, Wünsche und Erwartungen, möglicherweise auch zu Tod und Sterben allgemein und ihrem eigenen im Besonderen.

Sie werden versucht sein, ihren Angehörigen auf seinem letzten Lebensweg – in und trotz der Demenz – so zu begleiten, wie es dem mutmaßlichen bzw. vorab geäußerten Willen des Betroffenen entspricht. Dabei sind sie selbst einem langen, schleichenden Abschiednehmen von einem geliebten Menschen ausgesetzt, von dem sie nur erahnen können, in wie weit er noch an der „allgemeinen Welt“ teilnehmen kann oder möchte, oder ob er sich davon entfernt und in seine eigene zurückgezogen hat.

Somit sind sie bereits mit ihrer eigenen Trauer konfrontiert, während sie noch dabei sind, dem Menschen, der zwar körperlich anwesend, aber doch meist stark verändert ist, seinen Abschied zu erleichtern.

Diese Situation, die sich individuell über mehrere Monate erstrecken kann, muss für Angehörige fast zwangsläufig eine große Belastung darstellen, die sie möglicherweise an physische, psychische und emotionale Grenzen bringt, wenn nicht sogar überfordert, was durchaus auch unbewusst und lange Zeit unbemerkt geschehen kann (Kostrzewa, 2008, S. 125).

Angehörige sollten Wünsche und Erwartungen an die professionell Pflegenden in Bezug auf deren Sterbebegleitung ebenso offen äußern, wie eigene Bedürfnisse, zum Beispiel Lieblingsspeisen des Betroffenen zu kochen und ihm einzugeben. Möglicherweise möchte jemand seinen Angehörigen auch noch einmal selbst versorgen, so wie es in einer dem Heim vorausgegangenen Pflegephase vielleicht Alltag gewesen ist, und zu sich nach Hause holen.

Demenz und Sterben im Krankenhaus

Sterben ist keine Krankheit. Dennoch versterben in der Bundesrepublik Deutschland 42,4 Prozent der Menschen mit einer dementiellen Veränderung im Krankenhaus oder in einem Pflegeheim. Im direkten Ländervergleich ist dies ein geringer Prozentsatz. So sind es in den Vereinigten Staaten 82,5 Prozent und in europäischen Ländern wie Belgien, Holland, Wales und Schottland mit 88,6–94,9 Prozent noch mehr Menschen mit Demenz, die in einer Institution des Gesundheitswesens ihre letzte Lebensphase verbringen (Lenzen-Schulte, 2013). Insgesamt ist davon auszugehen, dass im Jahre 2030 jeder fünfte Patient im Krankenhaus älter als 80 Jahre sein wird und davon 10–20 Prozent eine Demenz haben werden (Göhner, Hüll, & Voigt-Radloff, 2018).

Kritisch zu sehen sind diese Zahlen in Zusammenhang mit einer Veröffentlichung des Psychologen Escobar Pinzon (2013) vom Institut für Arbeits-, Sozial- und Umweltmedizin der Universität Mainz. Er befragte todkranke Menschen, mit und ohne Demenz, nach ihrem bevorzugten Ort, an welchem sie sterben möchten. Diese Frage beantworteten über 90 Prozent der Hochbetagten mit „Zuhause". Das liegt womöglich daran, dass sich der Sterbende bei den „Seinen" gut aufgehoben, geborgen und vertraut fühlt.

Menschen mit Demenz im Krankenhaus

Warum sterben dennoch so viele dementiell veränderte Menschen in Einrichtungen des Gesundheitswesens? Ein Erklärungsversuch ist das Fortschreiten des biologischen Alters in Zusammenhang mit der exponentiellen Zunahme der Häufigkeit von Demenzen mit dem Alter (Förstl, 2011). Durch die veränderte Fähigkeit des Körpers zur Selbstregulation steigt die Gefahr zu erkranken oder sich zu infizieren. Besonders häufig ist das kardiovaskuläre System sowie das Nerven-, Harn- und Verdauungssystem betroffen (Bohr, McKinnon, & Wilson, 2008).

Immer wieder treten bei fortschreitender Demenz noch zusätzlich physiologische Veränderungen auf, die das Mortalitätsrisiko erhöhen können. Eine weitere Antwort auf die Frage, weshalb ein so hoher Prozentsatz an Menschen mit Demenz ins Krankenhaus kommen, ist das plötzliche Erleben von starken Schmerzen, Luftnot und Ängsten. Diese Situationen können Betroffene selbst und auch deren Angehörige verunsichern und überfordern. Es ist ein Festhalten an dem berühmten Strohhalm – es wird auf eine Linderung der Symptome, in der Hand von Professionellen, gehofft. In vielen Fällen folgt für den Betroffenen ein Krankenhausaufenthalt. Je nach Stadium der Demenz und Art des Krankenhauses wird die Begleitung von dementiell veränderten Menschen in der letzten Lebensphase während des Aufenthalts für die Pflegenden und Betreuenden zu Hause zu einer mächtigen, schwer tragbaren Herausforderung.

Zunächst zeichnet sich vielmals – weder für die Pflegenden und Betreuenden im Krankenhaus, noch für die Angehörigen – der nahende Tod nicht ab. Viele Menschen mit Demenz haben bereits einige Krankenhausaufenthalte in somatischen oder gerontopsychiatrischen Akutkrankenhäusern hinter sich.

So ist es möglicherweise für die Beteiligten zunächst ein erneuter Klinikaufenthalt. Die Gedanken an das nahende Lebensende des Angehörigen bzw. Patienten werden nicht wahrgenommen und außer Acht gelassen. Dieses Phänomen wird im Trajektmodell, welches im Jahre 1998 von Corbin und Strauss für Pflegende zur Begleitung chronisch kranker Menschen entwickelt wurde, sichtbar. Es geht auf die Anwendung der Forschungsmethode der Grounded Theory zurück, die sich als eine der wichtigsten Forschungsmethoden für die Pflege und deren Tätigkeitsfelder bewährt hat. Es geht dabei immer wieder darum, das „Wie“ und die Qualität des pflegerischen Handelns zu untersuchen. Das Trajektmodell beschreibt die Begleitung chronisch kranker Menschen bis hin zu ihrem Tod. Dabei spielen vier Metaparadigmen eine Rolle. Zunächst ist das Paradigma der Person zu nennen. Corbin und Strauss (2010) verstehen darunter Menschen, die auch im weiteren Sinne mit der chronischen Erkrankung in Berührung kommen. Sei es durch präventiv eingeleitete Maßnahmen, um eine Erkrankung möglicherweise noch zu verhindern, oder die Erkrankung – bzw. im Falle einer Demenz das Syndrom – und die folgenden Auswirkungen zu bewältigen. Neben der betroffenen Person selbst ist hier auch an Angehörige und sonstige Bezugspersonen zu denken.

Das zweite Paradigma ist der Bereich Gesundheit. Die Pflegenden gehen weg vom Gedanken, den dementiell veränderten Menschen heilen zu wollen. Es geht vielmehr um die *gemeinsame* Gestaltung des Pflege- und Krankheitsverlaufs. *Gemeinsam* meint den Einbezug aller beteiligten Akteure.

Das dritte Paradigma beinhaltet die Umgebungsgestaltung. Hier wird überwiegend die häusliche Versorgung mit einbezogen, jedoch wird auch die Akutpflege in Krankenhäusern berücksichtigt.

Das vierte Paradigma stellt die Pflege dar. Das vorrangige Ziel besteht darin zu helfen, den Verlauf der Erkrankung bzw. des Syndroms zu begleiten und zu gestalten.

Darüber hinaus ist stets auf die Aufrechterhaltung der Lebensqualität des Betroffenen zu achten (Corbin & Strauss, 2010). Es kommt im Verlauf einer Demenz immer wieder zu akuten und stabilen Phasen. Eine akute Phase entsteht dann, wenn es zu einer Komplikation kommt, die einen Krankenhausaufenthalt notwendig macht. Stabilität tritt hingegen durch den erfolgreichen Einsatz von Heilmittelprogrammen ein, die dazu führen, die Symptomatik unter Kontrolle zu halten.

Jedoch werden alle Betroffenen mit der Phase des Verfalls, der fortschreitenden Verschlechterung der physischen und geistigen Verfassung mit zunehmender Behinderung und verstärkten Krankheitssymptomen, welche letztendlich zum Sterben führen, konfrontiert werden.

Corbin & Strauss (2010) grenzen die Phasen des Sterbens zeitlich in Stunden, Tage und Wochen unmittelbar vor dem Tod ein. Die große Schwierigkeit für die beteiligten Akteure, die Betroffenen selbst, die Angehörigen und Bezugspersonen sowie die Pflegenden, ist es zu erkennen, ob es sich um eine weitere akute Phase oder bereits um die nahende, unumgängliche Sterbephase handelt.

Dies ist eine weitere mögliche Erklärung für den hohen Prozentsatz an Menschen mit Demenz, die in einem Krankenhaus versterben. Der nahende Tod wird nicht vermutet, es wird an bisherigen Krankheitsverlaufsmustern festgehalten und die akute Verschlechterung des Gesundheitszustandes nicht wahr- oder ernstgenommen.

Durch das Trajektmodell kann es Pflegenden im Krankenhaus gelingen, das tatsächliche Stadium des dementiell veränderten Menschen zu erkennen. Wird das Endstadium, die Sterbephase erkannt, so nimmt die Angehörigenarbeit noch mehr an Bedeutung zu.

BEISPIEL

Ein Patient mit einer dementiellen Veränderung wurde seit Jahren regelmäßig in einer gerontopsychiatrischen Einrichtung behandelt. Immer wieder gab es Schwankungen im Krankheitsverlauf. Zuerst konnte der Patient noch auf einer „offenen" Station (d. h. auf einer Station, auf welcher der Patient selbst entscheiden kann, wann er diese verlassen und begehen möchte, da die Türen ständig geöffnet sind und von den Patienten selbstständig betätigt werden können) begleitet werden. Mit Zunahme der Desorientiertheit und aggressiven Verhaltensweisen gegenüber Mitpatienten, Angehörigen und Pflegepersonal wurde die Aufnahme auf einer beschützenden Station (hier sind die Türen geschlossen und der Patient kann nicht mehr selbstständig die Station begehen oder verlassen) notwendig. So kam es zu einem stetigen Abbau des Allgemeinzustandes. Der Patient verlor immer weiter an Gewicht, die Gehfähigkeit reduzierte sich, die selbstständige Zufuhr von Nahrungsmitteln funktionierte nur noch unter Anleitung und Validation. Nach einer Stabilisierungsphase konnte der Patient immer wieder nach Hause entlassen werden, wo er von seinen Angehörigen liebevoll gepflegt und betreut wurde. Bei einer erneuten Aufnahme bemerkten die Pflegekräfte, die ihn nun bereits jahrelang betreuten, dass diesmal „etwas anders" war. Ihr Bauchgefühl sagte ihnen, dass es möglicherweise der letzte Aufenthalt in der Klinik sein könnte. Nach gemeinsamer Besprechung im interdisziplinären Team wurde mit den Angehörigen darüber gesprochen. Diese wollten und konnten diese Wahrnehmung nicht ernstnehmen. Es sei so wie immer, ein vierwöchiger Aufenthalt in der Klinik und im Anschluss geht es zuhause wieder weiter. Noch in der gleichen Nacht wurden die Angehörigen gerufen. Sie kamen gerade noch rechtzeitig, um sich zu verabschieden. Der Patient schlief im Beisein seiner Familie im Krankenhaus ein.

Das Trajektmodell von Corbin & Strauss kann Krankheitsverläufe von chronischen Erkrankungen sichtbar machen. Das Bewusstmachen der verschiedenen Stadien ist für viele Pflegende eine große Unterstützung, um reflektiert mit der aktuellen Situation umgehen zu können. Eine Person mit Demenz hat bereits viele Krankheitsphasen mit einigen „ups and downs“ erlebt. Sie führt nicht direkt zum Tod – der akuten Sterbephase geht oft ein langjähriger und langsamer körperlicher Verfall voraus, der mit vielen persönlichen und sozialen Einschränkungen verbunden ist. Wir schleichen uns aus dem Leben, womit viele Menschen nicht umgehen können, weder der Sterbende, noch die pflegenden Angehörigen. Sie durchleben in den letzten Lebenstagen große Ängste und es kommt oft zu einem überstürzten Krankenhausaufenthalt. Anschließend passiert das, was eigentlich keiner der Beteiligten erleben möchte – das Sterben geschieht im Krankenhaus. Die Vorbereitung auf das Sterben kann dies verhindern. Es mag sich nun zuerst einmal merkwürdig anhören, aber auf eine Hochzeit bereiten sich alle Beteiligten monatelang vor – warum nicht auch auf den Tod?

Pflegende haben noch viele weitere Rollen in Bezug auf Menschen mit Demenz im Krankenhaus zu erfüllen. Sie sind die Begleiter in dieser letzten Lebensphase. Dieser Rolle müssen sie sich bewusstwerden, um sie auch ausfüllen zu können. Pflegende haben die Aufgabe Symptome wie erlebte Schmerzen, Atemnot oder Übelkeit bei den Betroffenen zu erkennen.

Sie erleben dies häufig dramatischer als andere Kranke, da diese Menschen oftmals nicht in der Lage sind, diese Symptome auszudrücken. So kommt es immer wieder zu herausfordernden Verhaltensweisen. Einige laufen ruhelos umher und andere zeigen aggressive Verhaltensweisen – schlagen, beißen oder kratzen ihre Mitmenschen. In solchen Momenten ist stets zu hinterfragen, ob es Gründe hinter dem Sichtbaren gibt. Auch die Angst von Menschen mit Demenz vor dem Sterben ist nicht zu unterschätzen. Das Ausgeliefertsein und die Fremdbestimmtheit wird von ihnen als Last für die Pflegenden empfunden (Grond, 2014).

Die Pflegekräfte sind im Krankenhaus die engsten Vertrauten der Sterbenden. Sie sind dafür zuständig, die Ängste zu reduzieren und das Wohlbefinden in der letzten Lebensphase zu fördern. Das Grundbedürfnis nach Geborgenheit und Schutz bleibt bis zum Lebensende erhalten. Nicht der Verlust der kognitiven Fähigkeiten, der unkontrollierte Abgang von Urin und Stuhl oder der aus dem Mund fließende Speichel machen das Sterben unwürdig, sondern das Alleingelassenwerden und die nicht wahrgenommene Symbolsprache. Pflegende sollten die Rolle übernehmen und möglichst oft für den Sterbenden da sein.

Dies kann auf unterschiedlichste Weise auf kommunikativer Ebene geschehen. Verstehen die Sterbenden den Sinn von Worten nicht mehr, so ist auf nonverbale Kommunikation umzustellen. Menschen mit Demenz reagieren bis zuletzt auf den Beziehungsgehalt einer Botschaft, wie Mimik, Gestik, Tonfall und Lautstärke (Teschauer, 2013). Des Weiteren können Pflegende ihr Wissen durch Biographiearbeit in dieser Phase nutzen. Die Augen, Nase, Ohren und die Haut können bis zuletzt bei den dementiell veränderten Menschen erreicht werden. Individuelle Vorlieben zu Musik, Düften, Farben und Berührungen können genutzt werden, um weiteres Vertrauen aufzubauen und dem Sterbenden Geborgenheit zu übermitteln.

BEISPIEL

Eine Patientin ist in den Abendstunden sehr unruhig, wirkt ängstlich und gibt jammernde Töne von sich. Die betreuende Pflegekraft hat anamnestisch eruiert, dass die Patientin es liebte, am Abend zu baden. Sie empfand dies stets als entspannend und wohltuend, in der Wanne schwerelos von warmem Wasser umgeben zu sein. So probierte die Pflegekraft dies aus, lies der Patientin ein Vollbad ein und fügte noch einige Tropfen Lavendelaromaöl hinzu, welches eine beruhigende Wirkung hat. Die Patientin wurde, kurz nachdem sie in der Wanne lag, wesentlich ruhiger und die Gesichtszüge entspannten sich. Im Anschluss an das Vollbad konnte sie die Nacht durchschlafen.

!

Jeder Mensch ist individuell und so sollte er auch im Sterbeprozess betrachtet werden. Jeder stirbt anders. Jeder schätzt etwas anderes. Pflegekräfte im Krankenhaus sollten so viel wie möglich über die Vorlieben und auch über Abneigungen des Sterbenden herausfinden, um den Pflegeprozess so gestalten zu können, dass Ängste reduziert und das Wohlbefinden gesteigert werden kann.

Wie in dem vorher aufgeführten Beispiel zu erkennen, spielt bei dementiell veränderten Menschen die nicht medikamentöse Therapie auch eine Rolle. Insbesondere die spezialisierte und milieugestaltete Umgebung für Menschen mit Demenz zeigt eine herausragende Wirkung. Ebenfalls positiv wirkt sich eine psychosoziale Aktivierung alleine oder auch in Zusammenhang mit einer kognitiven bzw. körperlichen Aktivierung aus (Göhner, Hüll, & Voigt-Radloff, 2018).

Pflegekräfte sind im Krankenhaus die Berufsgruppe, die am meisten Zeit mit den dementiell veränderten Menschen in der letzten Lebensphase verbringen.

Sie begleiten diese 24 Stunden – vom Aufwachen bis zum Einschlafen sowie im Schlaf. Sie unterstützen bei allen Aktivitäten und übernehmen alles, was der Patient selbst nicht mehr durchführen kann. Dies beginnt bei der Selbstpflege, geht über die Ernährung, die Ausscheidung, das Ankleiden, das Schlafen bis hin zur spirituellen Ebene.

Professionell Pflegende im Krankenhaus erarbeiten gemeinsam mit dem Patienten einen Pflegeprozess, in welchem das Ziel des Patienten festgeschrieben wird. Um dieses Ziel zu erreichen werden Maßnahmen geplant, durchgeführt und evaluiert. Der erste Schritt ist immer eine umfangreiche Informationssammlung über den Patienten, um seine Ressourcen und Probleme zu erkennen und eine entsprechende Pflegediagnose stellen zu können (Abb. 6). Das Ziel von dementiell veränderten Menschen im Sterbeprozess herauszufinden, stellt eine große Herausforderung für die Pflege dar. Sie sind oftmals nicht in der Lage dies allgemein verständlich zu kommunizieren. Ein Verbalisieren von Bedürfnissen ist vielen Menschen mit Demenz im Endstadium unmöglich. Manchmal haben Angehörige sekundäre Informationen, die zur Zielfindung beitragen können, jedoch verändern sich auch im Sterbeprozess immer wieder Vorlieben und Bedürfnisse, sodass die Pflegenden auf ihr Erfahrungswissen und die Botschaften zwischen den Zeilen bei jeder Begegnung mit dem Patienten angewiesen sind (Wojnar, 2007).

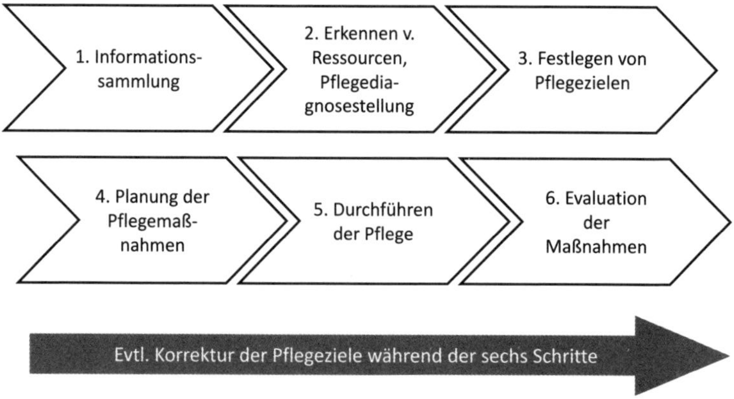

Abb. 6: Der Pflegeprozess nach Fiechter & Meier, 1998

Die kommunikativen Probleme am Lebensende von Menschen mit Demenz werfen ethische Fragen für die professionell Pflegenden auf. Was ist zu tun, um das Ziel des Patienten zu erkennen und zu verfolgen? An dieser Stelle gilt es die mutmaßliche aktuelle Bedürfnislage mit der Hilfe von nahestehenden Personen sowie aus der Vergangenheit aufgezeichneter Formulierungen anzunehmen. Gibt es spirituelle oder religiöse Neigungen, die in der Zielfindung Beachtung finden sollten? Diese können als Kraftquelle den Sterbeprozess positiv begleiten (Wahl, Tesch-Römer & Ziegelmann, 2012).

BEISPIEL

Ein Patient, der zum wiederholten Male auf einer gerontopsychiatrischen Station für Menschen mit Demenz aufgenommen wurde, befand sich in seiner letzten Lebensphase vor dem Tod. Es konnte sich nur noch um Tage bis zum Lebensende des Patienten handeln. Er lag in seinem Bett, starrte an die Decke und schien auf den ersten Eindruck hin seine Umwelt nicht mehr wahrzunehmen. Ein Ziel gemeinsam mit ihm zu formulieren war für die professionell Pflegenden der Station sehr schwierig. So entschieden sie sich nach einem ausführlichen Gespräch mit den Angehörigen für das Ziel, dem Patienten Sicherheit zu vermitteln und Ängste zu nehmen. Dies sollte dadurch geschehen, dass Pflegende oder Angehörige bei ihm sein konnten. Die nahestehenden Personen des Patienten erzählten, dass er es liebte, von seiner Familie umgeben zu sein und ihm dies auch bis zuletzt Zuhause gutgetan habe. Es wurde gemeinsam mit den Angehörigen ein Plan aufgestellt, um den Sterbenden so wenig wie möglich alleine zu lassen. Dabei wurde darauf geachtet, dass die Würde des Patienten gewahrt wurde. Es wurde explizit beachtet, dass vor dem Patienten nichts gesprochen wird, was für ihn selbst belastend sein könnte. Niemand wusste, wieviel er davon hören konnte, denn das Hörvermögen kann bis in die finale Sterbephase erhalten bleiben. Die Atmung war im Beisein seiner vertrauten Personen aus dem Familienbereich ruhig, der Gesichtsausdruck friedlich, teilweise lächelte der Patient leicht. Sie beteten mit ihm und sangen Lieder aus dem Gotteslob. Während die Angehörigen entlastet wurden, übernahmen die Pflegenden die Begleitung des Patienten. Auch hier war festzustellen, dass der Patient ruhiger atmete, jedoch seinen friedlichen und lächelnden Gesichtsausdruck verlor. In Momenten, in welchen keine Person bei ihm im Zimmer war, wurde er unruhig.

Ist eine gemeinsame Zielfindung mit dem Patienten verbal nicht möglich, so ist es von größter Bedeutung sekundäre Informationen zu sammeln. Sicherlich wird nicht immer sofort das richtige Ziel des Patienten erkannt, es sollten individuelle Maßnahmen geplant werden, um auf die Reaktionen des Patienten entsprechend reagieren zu können. In dem Beispiel wäre ohne die Fremdanamnese die Maßnahme, ihn nicht alleine zu lassen, womöglich nicht entstanden, und alle hätten überlegt, woher die Unruhe kommen könnte. In einem solchen Fall ist es nicht unüblich, Medikamente gegen mögliche Schmerzen oder auch sedierende Medikamente zu geben, um der Unruhe entgegenzuwirken. Umso angenehmer ist es für einen Patienten, wenn die echten Bedürfnisse erkannt und erfüllt werden können.

> **!** Mit Kongruenz, Empathie und Wertschätzung dem Sterbenden und den Angehörigen gegenüber wird diesen viel in der Begleitung des Sterbeprozesses gegeben. Manchmal braucht es nicht mehr als zuhören, mitweinen, mitlachen und „einfach" da sein.

Angehörige und Betreuer im Krankenhaus begleiten

In Bezug auf Angehörige und Betreuer ist es für die Rolle der Pflegenden von größter Bedeutung, sich bewusst zu sein, welche Herausforderung der jahrelange schleichende Veränderungsprozess von Menschen mit Demenz für diese darstellt. Sie erleben Einschränkungen, möchten und können diese aber möglicherweise nicht wahrhaben.

Betreuung und Begleitung über Jahre hinweg forderte bereits unerschöpfliches Engagement und so waren sie als Angehörige sicherlich schon an dem einen, oder anderen Punkt an ihren persönlichen Grenzen angelangt. Sie wurden mit verschiedenen psychologischen, sozialen und dynamischen sowie physiologischen Belastungen konfrontiert. Neben Gefühlen wie Unsicherheit, Hilflosigkeit, Ungewissheit, einem Gefühl der ständigen Überforderung treten auch immer wieder Schuldgefühle, Familienkonflikte und nicht selten auch eigene gesundheitliche Probleme bei Angehörigen auf. Angehörige leiden unter dem „psychischen Sterben" von Menschen mit Demenz. Sie leiden an dem Verlust von vertrauten Persönlichkeitsanteilen, erleben eine soziale Isolation und einen Rückzug der Umwelt und sterben dabei fast selbst einen sozialen Tod (Wahl, Tesch-Römer & Ziegelmann, 2012).

Beziehungsstörungen in der Familie, Kontakteinschränkungen und möglicherweise auch Gewaltakte gegen den dementiell Veränderten sind in diesem Zusammenhang zu nennen. Dabei ist auch immer das Verwandtschaftsverhältnis zu dem Menschen zu sehen.

Nicht selten verschieben sich eingenommene Rollenverhältnisse bei Ehepartnern und es kann dadurch zu einer Entfremdung in der Partnerschaft kommen. Andererseits kann die Pflege des Partners zu einer neuen, weiteren und anderen Lebensaufgabe geführt haben.

Ängste, diesen Aufgabenbereich wieder zu verlieren, spielen in der Phase vor dem Tod des gepflegten Angehörigen eine große Rolle. Es kann dabei ein Gefühl der Leere entstehen. Gedanken wie z.B.: „Was macht dann mein eigenes Leben noch für einen Sinn? Was fange ich nach dem Tod nur mit mir an, ohne meine Lebensaufgabe zu pflegen?" gehen dem Partner oder Angehörigen durch den Kopf.

Manch ein Angehöriger hat sich in den Jahren zuvor auch schon den Tod des betroffenen Partners herbeigesehnt und fühlt sich nun voller Schuld, da er ihn tatsächlich verlieren wird. Auch die Rolle der Kinder sollten sich Pflegekräfte bewusst machen. Sie befinden sich meist im mittleren Lebensalter und erleben nun eine Rollenumkehr. Plötzlich müssen sie die Führung übernehmen und erleben eine Machtumkehr (Wilz, Adler, & Gunzelmann, 2001). Dies kann zu einer Erschütterung des Ursprungsbildes des Elternteils führen. Bei mehreren Geschwistern kann es auch zu Spannungen kommen, bis hin zu großen Familienstreitigkeiten – nicht selten – weil die gewünschte und erhoffte Dankbarkeit ausbleibt.

All das mögliche Erlebte der Angehörigen erfordert mit diesen einen ebenso sensiblen Umgang im Krankenhaus wie mit dem Patienten selbst. Sie sind nun einer Situation ausgesetzt, die leicht zur Überforderung wird. Das Abschiednehmen von einem geliebten Menschen ist zweifelsfrei ein schwieriger Prozess, egal ob zuhause oder in einer Einrichtung im Gesundheitswesen.

Angehörige von Menschen mit Demenz werden jedoch noch mit weiteren belastenden Fragen konfrontiert. Sie können nur erahnen, in wie weit der Sterbende noch teilhaben kann oder sich vielleicht auch schon in seine eigene Welt zurückgezogen hat. Der Allgemeinzustand und auch die Stimmung von Personen mit Demenz wechseln schnell.

Angehörige freuen sich meist darüber, wenn sie von den professionell Pflegenden Informationen über die aktuelle Situation des nahen, dementiell veränderten Angehörigen erhalten. Wenn die Angehörigen zu Besuch in das stationäre Setting kommen, empfiehlt es sich, von sich aus als professionell Pflegende mit ihnen ein Gespräch zu beginnen und zu führen. So werden sie schon auf den aktuellen Zustand vorbereitet und haben die Möglichkeit entsprechend darauf zu reagieren. Angehörigengespräche vermitteln auch Sicherheit. Werden sie in den Behandlungsprozess mit einbezogen, dann hat dies eine beruhigende Wirkung. Es gibt ihnen das Gefühl, ihr Angehöriger ist gut betreut. Dabei ist von Seiten der Pflegenden auf eine wertschätzende und respektvolle Sprache zu achten. Sie erleben dadurch Interesse an ihrer eigenen, individuellen Familiengeschichte und fühlen sich wahr- und ernstgenommen. Professionell Pflegende sollten auch daran denken, welch wertvolle Ressource Angehörige sein können.

BEISPIEL

Eine Patientin mit schwerer Demenz lief am vorherigen Tag mit ihrem Besuch im Klinikgelände spazieren, trank einen Kaffee und machte insgesamt einen stabileren Eindruck als die Tage zuvor. Am nächsten Tag hat sich der Zustand jedoch schlagartig verändert. Die Patientin zeigt sich apathisch, ist nicht in der Lage aufzustehen, Nahrung oder Flüssigkeit zu sich zu nehmen. Auf Ansprache reagiert sie nur sehr zögerlich und auch abwehrend. Sie entwickelt Temperatur und eine ärztliche Untersuchung diagnostiziert eine Pneumonie. Als die Angehörigen an diesem Tag mit großer Euphorie auf Station kommen, um ihre Angehörige zu besuchen, haben sie völlig andere Erwartungen, als das, was sie in der Realität vorfinden. Sie haben sich noch auf der Fahrt ins Krankenhaus über den guten Zustand der Patientin unterhalten und darüber gefreut, was sie im späteren Gespräch der Pflegeperson erzählten. Als sie sich im Krankenhaus, auf Station für den Besuch anmelden, kann direkt ein Angehörigengespräch geführt und ihnen der aktuelle Zustand der Patientin erklärt werden. Dies ist ein großer Schock, aber die Angehörigen sind sehr dankbar für die Vorbereitung auf den Besuch und können sich darauf einstellen.

Das Praxisbeispiel macht deutlich, wie wichtig die kontinuierliche Einbeziehung der Angehörigen ist. Sie haben dadurch die Möglichkeit und Chance sich auf neue Situationen einzustellen und diese auch zu verstehen. Angehörige von Menschen mit Demenz benötigen selbst Unterstützung und eine einfühlsame Begleitung durch erfahrene Fachpersonen, um am Ende den Tod des geliebten Menschen akzeptieren zu können. Pflegende stellen an dieser Stelle eine tragende Säule dar. Sie sind Unterstützer und Begleiter, entlasten und geben Sicherheit und informieren offen und ehrlich. Ein empathisches und zugewandtes Auftreten ist neben einer hohen fachlichen Kompetenz wichtig. An dieser Stelle ist auch an die Führung zu denken, die ihren Mitarbeitern Möglichkeiten der Fortbildung in diesem Bereich anbieten sollten, damit sie lernen, mit den großen Herausforderungen der Angehörigenarbeit umzugehen. Es ist nicht zu unterschätzen, dass es auch professionell Pflegenden schwer fällt, sich mit dem Sterben und dem Tod auseinanderzusetzen und den Menschen mit Demenz auf seinem Weg bis hin zum Tod zu begleiten.

Interkulturelle Pflege und Betreuung im Krankenhaus

Auch im Krankenhaus sind die Pflegenden in Deutschland nicht nur mit der großen Diversität von Altern der einheimischen Bevölkerung konfrontiert, sondern auch mit der Gruppe an älter werdenden Einwohnern aus unterschiedlichsten Herkunftsländer, welche nach Deutschland eingewandert sind.

In diesem Zusammenhang wird auch die ethnische Vielfalt diskutiert (Wahl, Tesch-Römer & Ziegelmann, 2012). Die Pflegenden stehen nun vor der großen Herausforderung, mit den verschiedensten Religionen, Lebensweisen und Kulturformen der Menschen mit Migrationshintergrund eine Vertrauensbeziehung aufzubauen.

Nicht selten sind die Deutschkenntnisse nicht ausreichend, um sich verbal zu verständigen, da die Migranten nie vorhatten, bis zum Lebensende in Deutschland zu bleiben, und das Erlernen der Sprache nicht als primäre Aufgabe gesehen haben. Die Rückkehrgedanken haben sie lange begleitet, bis sie sich entschieden, weiter in Deutschland zu arbeiten und die Familien nachzuholen oder neu zu gründen. Innerhalb der Familien wurde oft ausschließlich die Heimatsprache gesprochen. Fast ein Drittel aller älterer Ausländer stammen aktuell aus der Türkei (Wahl, Tesch-Römer, & Ziegelmann, 2012).

Diese Menschen möchten im Rahmen ihrer Kultur und Religion in der letzten Lebensphase im Krankenhaus genauso würdevoll und respektvoll begleitet werden, wie es jedem zusteht. Dafür braucht es – wie schon genannt – Wissen über kulturelle Gewohnheiten und Religionen bei den zu Pflegenden, um Verhaltensweisen der Patienten und deren Angehörigen zu verstehen. Ein Großteil der Migranten kommt aus dem islamischen Kulturkreis. Entscheidend ist nicht das Detailwissen über Feiertage oder Ähnliches, sondern vielmehr das Wissen über Riten, die in diesen Kreisen für Sterbende wichtig sind.

In einem vertrauten Umfeld zu versterben ist nicht nur der Wunsch deutscher Bürger, sondern auch der von Migranten. Am Lebensende kommt es zu unterschiedlichsten traditionellen, religiösen, spirituellen und kulturellen Anliegen. Sprachbarrieren führen häufig zu Pflegefehlern und ermöglichen Konflikte. Durch die mangelnde sprachliche Verständigung, noch verstärkt bei dementiell veränderten Menschen, ist das Mitteilen von Bedürfnissen mangelhaft und in der Folge die Pflege unvollständig.

Interkulturelle Fertigkeiten von Pflegepersonen sind zukünftig unverzichtbar, um angemessen auf Situationen mit interkulturellen Konflikten reagieren zu können (Ilkilic, 2015). Insbesondere sind an dieser Stelle Trauer, Besuchsverhalten, Kommunikation, Religionsausübung, Vorschriften für Hygiene und Speisen, Medikation, Schmerz, das Verständnis von Krankheit und natürlich

Gesundheit zu nennen (Karkin, 2017; Kapitel Demenz und Sterben in einer multikulturellen Gesellschaft).

Weiterhin sollte bedacht werden, dass Kultur sich weiterentwickelt und ein ständiger Prozess ist. Es wäre sehr unprofessionell, das eigene Wissen über eine Kultur zu generalisieren und auf andere zu übertragen. Es treffen nicht immer alle bekannten Merkmale auf die zu begleitende Person zu. So ist es auch in diesem Bereich für die professionell Pflegenden von größter Bedeutung, individuelle Bedürfnisse und Ziele des sterbenden Menschen mit Demenz herauszufinden. Eine sekundäre Informationssammlung über Angehörige ist an dieser Stelle hilfreich.

Um vorhandene Sprach- und Kulturbarrieren zu überwinden ist eine individuumsorientierte Kommunikation notwendig, die Wertvorstellungen des Patienten sichtbar macht. In der Praxis ist es sinnvoll, Dolmetscher einzusetzen, um der Verständigungsproblematik gegenzusteuern. Die individuellen psychischen und physischen Bedürfnisse, unter Beachtung der Verschiedenheit, gilt es bei der Pflege von Migranten zu berücksichtigen. Akzeptanz und Respekt gegenüber dieser Verschiedenheit wird professionell Pflegenden in diesem Setting abverlangt bzw. vorausgesetzt. Die konkrete Übertragung auf die Aktivitäten und existenziellen Erfahrungen des täglichen Lebens macht das folgende Praxisbeispiel deutlich:

BEISPIEL

Ein muslimischer, dementiell veränderter Patient wird wegen anhaltender aggressiver Verhaltensweisen gegenüber pflegenden Angehörigen auf einer gerontopsychiatrischen Station aufgenommen. Zuhause übernahmen Tochter und Sohn, die beide mit ihren eigenen Familien im Haus des Vaters leben, die Versorgung. Er benötigt Unterstützung bei der täglichen Körperpflege, Hilfe bei der Inkontinenzversorgung und wird von der Familie mit Essen versorgt. Seine Frau ist vor zwei Jahren verstorben. Die Großfamilie schläft gemeinsam in einem großen Raum im Haus. Es gibt dort noch fünf Enkelkinder, die sich immer um den Großvater herum aufhalten.

Der Patient wird von beiden Kindern, der Schwiegertochter, dem Schwiegersohn und den fünf Enkelkindern zur stationären Aufnahme auf eine beschützende Station gebracht. Dort angekommen, gestikuliert er wild mit seinen Händen umher und schimpft in seiner Muttersprache vor sich hin. Es ist deutlich zu erkennen, dass ihm dieser Ortswechsel nicht gefällt. Nach dem Aufnahmegespräch wird er in sein Zimmer geführt, welches er sich gemeinsam mit einem anderen Patienten teilt. Die Angehörigen ver lassen nach zwei Stunden beunruhigt die Station. Der Patient wird immer unruhiger, wirkt auf der einen Seite ängstlich, ist auf der anderen Seite verbal aggressiv. Er lässt keine Pflegeinterventionen zu. Die notwendige Unterstützung beim Toilettengang endet in einem Kampf. In der Nacht kommt er nicht zur Ruhe, schläft nur minutenweise, ist dann immer wieder wach und läuft im Gang umher, rüttelt an den Türen. Am nächsten Morgen wehrt er sich massiv gegen die Körperpflege, sodass diese nicht durchgeführt werden kann. Das Frühstück lehnt er ab. Eine Pflegeperson ruft daraufhin bei den Angehörigen an, um die Situation zu besprechen. Im Anschluss an das Telefonat kommt die Familie auf Station. Der Patient erhält ein Einzelzimmer. Alle Familienmitglieder begleiten ihn dorthin. Er wird bei der Körperpflege von seiner Tochter in gewohnter Weise unterstützt. Sie bringt außerdem Nahrungsmittel von Zuhause mit und kocht ihm seinen Tee. Immer wieder geht eine Pflegeperson mit in das Zimmer und setzt sich zur Familie hinzu. Sie versucht so, mit dem Patienten in Kontakt zu treten und eine Beziehung aufzubauen. Die aggressiven Ausbrüche bleiben weiterhin erhalten, nur in Anwesenheit des Sohnes wird diese von dem Patienten nicht gezeigt. Die Pflegepersonen beschließen im Team, der Familie die Möglichkeit zu geben, bei ihrem Angehörigen zu übernachten, und bauen für sie ein Matratzenlager im Zimmer auf. Aus ärztlicher Sicht ist es notwendig, dass der Patient Medikamente einnimmt, was er zunächst ablehnt. Nach sieben Tagen im stationären Setting lässt sich der Patient darauf ein, seine Medikamente einzunehmen, und zeigt relativ schnell eine Verbesserung der aggressiven Verhaltensweisen. Während des Krankenhausaufenthaltes sind 24 Stunden am Tag immer mindestens zwei der nahen Angehörigen des Patienten vor Ort und versorgten diesen dort.

Die erste Nacht war sicherlich furchtbar für den Patienten. Dies hätte durch eine ausführliche Anamnese in Bezug auf kulturelle Rituale möglicherweise vermieden werden können. Migranten lassen sich häufig lieber von Angehörigen pflegen, weshalb in solchen Fällen stets an eine Arbeitsteilung zwischen professionell Pflegenden und Angehörigen gedacht werden kann, wenn dies machbar erscheint und gewünscht wird. Die Kommunikation sollte kontinuierlich sprachlich und gestisch gefördert werden, auch mit der Hilfe von Dolmetschern. Es gibt – je nach Kultur – verschiedene Ernährungsgewohnheiten sowie auch religiöse Vorschriften. Manchmal möchte ein Patient im Krankenhaus keine Nahrung zu sich nehmen, weil er Bedenken hat, es könnte nicht das

Richtige für ihn sein. Dies ist auch der Grund, warum Angehörige oft Nahrungsmittel in die Klinik mitbringen.

In Deutschland wird aktivierende Pflege praktiziert – auch bei hochbetagten Menschen. Patienten werden motiviert, so viel wie möglich selbstständig durchzuführen. In anderen Kulturkreisen kann Altern jedoch bedeuten, dass man alles abgenommen bekommt und andere Menschen die Dinge für einen älteren oder alten Menschen übernehmen. Werden diese Patienten von den Pflegepersonen gefordert, kann dies zu Irritationen und (erneuten) Konflikten in der Pflegebeziehung führen.

Pflegepersonen, welche die Muttersprache des Patienten sprechen, können Sicherheit im stationären Setting vermitteln. Es kann dazu führen, dass die Patienten sich von Beginn an wohler fühlen. Die Formen des Trauerns unterscheiden sich in den heterogenen Kulturen stark. Das Herausfinden der Traditionen des einzelnen Patienten ist äußerst wichtig für die Begleitung während des Klinikaufenthaltes.

Die Rolle des multiprofessionellen Teams im Krankenhaus

Pflegende im Krankenhaus sind die Berufsgruppe, welche die meiste Zeit mit den Patienten verbringt. Sie haben durch das dauerhafte Zusammensein mit und der Beobachtung des Patienten die Möglichkeit, die meisten Informationen über diesen zu sammeln. Diese können dann im multiprofessionellen Team besprochen, diskutiert und der weitere Behandlungsverlauf festgelegt werden. Das hört sich nun zuerst relativ einfach an. Im Alltag klafft die Schere zwischen dieser Theorie und der Praxis jedoch meist weit auseinander. Tatsächlich ist es so, dass die Kommunikation im multiprofessionellen Team immer wieder konfliktbehaftet ist.

Den Pflegenden stellt sich häufiger die Frage, inwieweit ihre Beobachtungen im multiprofessionellen Team überhaupt wahr- und ernstgenommen werden. So gibt es Beispiele in der Versorgung von Menschen mit Demenz in der letzten Lebensphase, in welchen eine Ethikkommission in Kliniken gegründet wurde. Es sollten im multiprofessioniellen Team Entscheidungen für den weiteren Behandlungsverlauf gefunden werden.

BEISPIEL

Konkret ging es darum gemeinsam mit den Betreuern eine Lösung zu finden, ob das Leben des Patienten durch parenterale Ernährung erhalten werden sollte. Die Ethikkommission wurde mit behandelnden Ärzten, einem Psychologen und dem Klinikseelsorger besetzt. Es war keine Person aus der Berufsgruppe der Pflegenden dabei. Somit wurde die Berufsgruppe ausgeschlossen, welche den meisten Kontakt zu dem betroffenen Patienten hatte.

Dieses Beispiel liegt bereits einige Jahre zurück. Sicherlich hat sich in diesem Punkt schon einiges getan. Dafür mitverantwortlich ist unter anderem der demographische Wandel. Menschen werden in unserer westlichen Gesellschaft älter und „die Bevölkerungspyramide steht Kopf" (Tichy & Tichy, 2001).

Durch den demographischen und strukturellen Wandel hat die Familienpflege Grenzen erfahren. Das bedeutet, dass sich Pflegende in Institutionen des Gesundheitswesens durch diesen Wandel zusammen mit wissenschaftlichen Innovationen in der Pflege neuen Herausforderungen im multiprofessionellen Team stellen müssen, gerade in Bezug auf die Begleitung von sterbenden dementiell veränderten Menschen.

Das Berufsbild der Pflegenden geht weg davon, sich hinter der „Macht der Mediziner" verstecken zu müssen. Es geht hin zur eigenen Identitätsbildung. Die Entwicklung hin zur Profession Pflege ist allerdings noch ein sehr schleichender Prozess, zumindest an der Basis.

Im Gegensatz zur Berufsgruppe der Ärzte und anderen Berufsgruppen, die in erster Linie in den Kontakt mit den zu begleitenden Patienten treten, um die Krankheitssymptome zu besprechen und zu behandeln, findet die Beziehungsgestaltung zwischen professionell Pflegenden und Patienten auf allen Ebenen statt. Pflegende konzentrieren sich weniger auf die Symptome, sondern vielmehr auf deren Auswirkungen und die damit verbundenen Fähigkeiten oder auch Einschränkungen im täglichen Leben.

Pflege nimmt die physischen, psychischen, kulturellen, sozialen, religiösen und spirituellen Bedürfnisse des Sterbenden wahr und berücksichtigt diese in ihrem täglichen Handeln und Tun.

Die Rolle der Pflegenden besteht prinzipiell darin, ein Klima und eine Atmosphäre herzustellen, die es dem Patienten zulässt, auch seine Bedenken und Ängste zu äußern. Sie sollten, gerade in der Begleitung von Sterbenden, Ruhe herstellen und Möglichkeiten des Rückzugs für den Sterbenden und dessen Angehörige bereithalten.

Ebenfalls ist es wichtig, in der Rolle als Pflegende verlässliche Grenzen zu setzen, die für Orientierung sorgen und unsicheren Menschen Geborgenheit geben. Bedürfnisse sollten erkannt und erfüllt werden, damit Freiräume entstehen, welche den Menschen so sein lassen können, wie er ist (Abderhalden & Needham, 2005). Pflegende scheinen sich die Aufgabe gestellt zu haben, das Gebäude zu stützen. Abderhalden und Needham (2005, S. 82) beschreiben dies sehr bildhaft mit den folgenden Worten:

> *„Vergleichbar mit einem Bassisten im Orchester oder in einer Band, stellt Pflege das Fundament, auf dem sich alles andere bewegt. Sie nimmt sich, wie der Bassist, zugleich zurück und wird genau wie dieser von außen selten bewusst wahrgenommen. Sie agiert unterschwellig und ist zugleich mit hoher Verantwortung behaftet."*

Das therapeutische Angebot bei der Pflege von Menschen mit Demenz in der letzten Lebensphase liegt im Kern ebenfalls bei den Pflegenden im Klinikbereich. Sie tun dies nicht offensichtlich, eher still und unscheinbar (Needham, Abderhalden et al., 2004).

Demenz und Sterben in Altenhilfeeinrichtungen

Menschen mit Demenz und damit ihre Begleiter sind häufig, mitunter mehrmals täglich wechselnd – einem Auf und Ab ausgesetzt – in Bezug auf Stimmungen, die Beziehung zueinander, der gesundheitlichen oder einer ganz allgemeinen Verfassung. Obwohl diese Menschen im fortgeschrittenen Stadium ihre Bedürfnisse meist nicht verbal und selbst mit Mimik und Gestik nicht eindeutig äußern können, gelingt es ihren Begleitern, seien es professionell Pflegende oder Betreuende, über den Zeitraum der Pflege und Betreuung hinweg sehr häufig, eine Beziehung aufzubauen, die ihnen einen Zugang zu den Menschen mit Demenz ermöglicht. Gezeigtes Verhalten kann somit, manchmal zwar nur sehr vage, häufig jedoch sehr präzise, eingeordnet werden.

In der letzten Lebensphase von Menschen mit Demenz kommt diese Tatsache in besonderer Weise zum Tragen. Es ist anzunehmen, dass selbst eine Demenz und die damit verbundenen Veränderungen den Menschen nicht daran hindern können, den Abschied seines Lebens und sein bevorstehendes Sterben wahrzunehmen, auch wenn die Art und Weise dieser Wahrnehmung sich Außenstehenden wohl kaum erschließen mag (Buchmann, 2007, S. 75).

Der Beziehung zu vertrauten Menschen – egal ob nahe Verwandte oder professionell Pflegende –, die Menschen mit Demenz auf ihrem letzten Weg begleiten, kommt dann eine *Ankerfunktion* zu, die die Diskrepanz zwischen den Erlebniswelten überbrücken und den Betroffenen dort Sicherheit und Geborgenheit vermitteln kann, wo sie selbst Bedürfnisse nicht mehr äußern oder eventuell auch nicht mehr einordnen können (Buchmann, 2007, S. 132).

Der Begleitung von Menschen mit Demenz einen hohen Stellenwert einzuräumen ist der erste Schritt einer einfühlsamen, den Menschen in seiner Situation wertschätzenden und unterstützenden Sterbebegleitung. Die Umsetzung erfordert in der Praxis eine bewusste Planung, die die spezifischen Rahmenbedingungen der Einrichtung sowie die Besonderheiten der Menschen, die in ihr leben und arbeiten, berücksichtigen muss.

Neben den gestalterischen Rahmenbedingungen sind ebenso menschliche Rahmenbedingungen notwendig, um wichtige emotionale Grundprobleme verarbeiten zu können, auch wenn dies Menschen mit Demenz oftmals abgesprochen wird. Pflegende benötigen Zeit zur psychologischen Betreuung. Sie kann und darf nicht nur nebenbei und während pflegerischer Verrichtungen zu leisten sein. Genau dies ist Lebens- und auch Sterbensqualität, auf die dementiell Veränderte das gleiche Anrecht haben wie alle Menschen, wie es die Charta der Rechte hilfe- und pflegebedürftiger Menschen beschreibt (Bundesministerium für Familie & Gesundheit, 2015). So könnten sich betroffene Menschen mit Demenz intensiver mit der Einrichtung als ihr Daheim identifizieren.

Der Sterbeprozess von Menschen mit Demenz in einer stationären Einrichtung

Der Verlust sozialer Beziehungen beginnt schon oft vor dem Einzug in eine stationäre Einrichtung. Trotzdem ist dieser ein weiterer großer Einschnitt.

Alle Menschen, die sich mit dieser Personengruppe beschäftigen, müssen sich bewusst machen, dass in solchen Zusammenhängen oft anders gedacht und gehandelt werden muss, als es gesellschaftlich üblichen Normen entspricht. Dies gilt sowohl im Umgang miteinander, als auch im Zusammenleben mit einander fremden Menschen.

In Institutionen der Altenhilfe wird das Gegenüber von den Pflegenden meist nicht mit dem Vornamen benannt oder angesprochen. Wenn es so wäre, wird in Richtung von Respekt- und Distanzlosigkeit gedacht und gesprochen. Gerade bei Menschen mit Demenz ist es wichtig, sie wertzuschätzen und sie zu respektieren. Dazu gehört – in der logischen Abfolge – die Menschen dort abzuholen, wo sie sich gerade situativ befinden. Weiß ein dementiell erkrankter Mensch seinen Nachnamen nicht mehr, vermittelt man Wertschätzung möglicherweise damit, ihn beim Vornamen zu nennen.

BEISPIEL

Dabei ist es in manchen Situationen unumgänglich , die Person zu duzen, den Rufnamen zu verwenden und nicht unbedingt distanziert, sondern eher verbindlich und verbunden mit ihr umzugehen. Dies stellt auch den beschriebenen verstärkten Kontaktwunsch und das vermehrte Bedürfnis nach körperlicher Nähe der dementiell Veränderten häufiger zufrieden. Oft ist es für die Pflegenden schwer, solche Zuwendung geschehen zu lassen, ohne dass deren eigene Individualdistanz verletzt wird. Menschen mit Demenz sind oft überschwänglich, herzen und küssen das Gegenüber, streicheln dessen Hände und suchen Zuwendung dadurch, dass sie welche geben. Pflegende mit wenig Erfahrung müssen eventuell erst lernen, damit umgehen zu können.

Da immer später und in immer schlechteren Allgemeinzustand eine Übersiedlung ins Heim stattfindet, werden im Normalfall neue Beziehungsgeflechte immer weniger aufgebaut werden können. Diese zu intensivieren wird durch den späten Umzug in die Altenhilfeeinrichtung verhindert.

Was dem Sterbenden wichtig erscheint und notwendig ist, nämlich ihm respektvoll und empathisch zu begegnen, wird somit durch äußere Bedingungen erschwert.

BEISPIEL

Oft werden Pflegende bei der Sterbebegleitung unbeabsichtigte Zeugen des Ordnens der Angelegenheiten – egal ob fiktiv oder in Form von Sortieren eines Nachtschrankinhaltes in „Vertretung" für ein „Aufräumen" der eigenen Angelegenheiten. Menschen mit Demenz können beruhigter gehen im Wissen, vorher noch für sie wichtige Dinge erledigt zu haben oder nur noch einmal die ersehnte Heimat auf einem Bild erblickt zu haben.

Auch hier ist wieder auf die Bedeutung der Biographiearbeit und einer validierenden Grundhaltung hinzuweisen (Kostrzewa, 2008, S. 82).

Pflegende können aus biographischem Wissen heraus ehrlicher, respektvoller und authentischer mit den dementiell Veränderten umgehen. Obgleich Menschen mit Demenz sich gerade am Ende ihres Lebens häufig in sich und ihre kleine Welt zurückziehen, bedeutet das nicht zwangsläufig, dass sie keinen Kontakt zu anderen Menschen mehr wünschen.

Teilhabe bis zuletzt ermöglichen und geschützte Bedingungen schaffen ist ein wichtiges Beispiel: Die Stimmen anderer Menschen zu hören, andere Menschen zu sehen und zu spüren, dass in ihrem näheren Umfeld etwas vor sich geht, kann dementiell veränderten Menschen das beruhigende Gefühl vermitteln, nicht alleine, vergessen oder ausgeschlossen zu sein. Eine Teilnahme an gemeinsamen Aktionen nach unseren Maßstäben muss nicht unbedingt erforderlich sein. Allein das Gefühl, da zu sein und dabei sein zu dürfen, kann dementiell veränderten Menschen Wertschätzung in einem hohen Maß zeigen, sodass sie sich in der Gegenwart anderer frei von Erwartungen wohlfühlen und sich entspannen können.

Die Pflegenden können meist sehr gut einschätzen, ob ein Kontaktwunsch besteht und ob die Tagesform das zulässt. Sie sollten die Angebote bis zuletzt daran ausrichten.

Je nach Wohnsituation ist der persönliche Raum in einer Pflegeeinrichtung oftmals beschränkt, beispielsweise in einem Doppelzimmer. Der Raum ist womöglich durch Mobiliar oder Hilfsmittel so eingeengt, dass ein Besucher kaum Platz findet, dem Menschen mit Demenz nahe bzw. ungestört mit ihm zu sein. Gerade für das Lebensende sollten im Vorfeld Überlegungen getroffen werden, wie und wo ein geschützter Rahmen entstehen kann, in dem Angehörige und Besucher den Menschen auf seinem letzten Weg begleiten können.

> **!** Wünschenswert sind Angebote für die Angehörigen, die sie einbinden und sich erwünscht fühlen lassen, anstatt als Behinderung bei Pflegeinterventionen gesehen zu werden.

Wenn ein dementiell veränderter Mensch aus seinem früheren Leben eine gewisse Gebundenheit und Nähe zu Glauben und Kirche sowie christlichen Riten hat, sollten Möglichkeiten gegeben werden, diese weiterhin leben zu können.

BEISPIEL

Pflegende oder die in den Altenhilfeeinrichtungen eingesetzten Demenzbetreuer nach § 87b/53c SGB XI können vertraute Texte aus der Bibel oder dem Koran vorlesen, oder Lieder gemeinsam singen. Ein Gebet, einen bekannten irdischen Segensspruch sprechen oder auch leise Kirchenmusik im Hintergrund spielen lassen, das alles mag helfen, sich an Gewohntes zu erinnern und zufriedener zu werden und damit den letzten Lebensweg etwas gelassener gehen zu können. Taizé-Gesänge oder gregorianische Gesänge mit ihrer Schlichtheit und Einfachheit scheinen für Menschen, die sich in der letzten Lebensphase befinden, besonders angenehm zu sein. Auch ein Gebet im Freien kann beruhigend wirken, der Gottesdienst und seine Liturgie den dementiell Veränderten Frieden schenken.

Einen Geistlichen bei seinem Dienst zu beobachten, den Gottesdienst mitzufeiern oder Gebete zu sprechen, zeigen den Wunsch und die Sehnsucht nach Religion, religiöser Begleitung und spirituellen Wünschen. Die Menschen am letzten Lebensweg werden ruhiger und zufriedener, das wurde in verschiedenen Studien festgestellt (Gehring-Vorbeck, 2011). So gehen die Versterbenden in sich ruhend den Weg der letzten Lebensphase. Vielleicht können sie hoffnungsvoller und befreiter sein, wenn sie durch ihren Glauben und dessen Rituale begleitet werden. Damit kann diese wichtige Stütze im Leben auch zu einer tragfähigen Basis auf dem letzten Stück Weg zum Sterben hin sein.

BEISPIEL

So sollten Gemeindeseelsorger und Pfarrer bzw. Geistliche anderer Religionen um eine seelsorgliche Begleitung für den Menschen im Sterbeprozess gebeten werden. Da immer mehr Betroffene und auch Pflegende nicht mehr so intensiv einem Glauben verbunden sind, ist es auch notwendig, Impulse und spirituelle Aktivierungsmöglichkeiten zu geben, die nicht zwingend im Glauben verankert sind. Wenn sich die Pflegenden und Betreuenden über die Biographiearbeit mit den Ritualen der Menschen am letzten Lebensweg vertraut gemacht haben, werden sie viele Ideen geliefert bekommen, die die Identität erhalten und stärken. Fast immer, wenn ein Mensch mit seinem Namen angesprochen wird, wird er zumindest spüren können, dass er gemeint und in Existenz gerufen wird.

Der Mensch mit Demenz ist in sein soziales Umfeld in einem gewissen Sinne hineingewachsen. Aus diesem Grunde sind das soziale Umfeld, sein Erhalt und seine Sicherung ein notwendiger Aspekt im emotionalen Leben der Betroffenen am Lebensende.

Fiktives Bearbeiten der eigenen Angelegenheiten durch Ordnen von Schrankinhalt oder Unterlagen im privaten Bereich sowie Kofferpacken, als würde man sich auf eine lange Reise begeben, wurden auch im Zusammenhang mit dem letzten Stück des Lebensweges benannt (Gehring-Vorbeck, 2011).

Die sozialen und menschlichen Bedürfnisse eines Menschen mit Demenz – auch in der Sterbephase – bleiben erhalten. Deswegen ist es sehr wichtig, ihm beizustehen, seine Rolle beizubehalten oder wieder zu finden. Einfühlsam zu sein, ein Anerkennen, aber nicht ein Werten seiner Gedanken und Probleme in seiner Identität ist hier eine wichtige Maßnahme der Pflegenden. Nicht wertendes, aufmerksames Zuhören und Empathie zu zeigen erscheint ebenfalls angebracht. Auch ist es wichtig, authentisch zu sein und seine Äußerungen und Handlungen als Pflegende der inneren, sensiblen Welt des Menschen mit Demenz in der letzten Lebensphase anzupassen.

BEISPIEL

Menschen mit Demenz suchen sich oft eine für sie sinnstiftende Tätigkeit, wie beispielsweise für eine Puppe, einen Teddy zu sorgen oder sich um eine Pflanze zu kümmern. Diese Aufgabe mag Außenstehende unter Umständen gänzlich sinnfrei anmuten, für die Betroffenen stellt sie jedoch einen Teil ihrer Identität dar, um deren Erhalt sie täglich kämpfen müssen. Wird ihnen die Aufgabe genommen, können dementiell veränderte Menschen das als Angriff auf ihre Person verstehen und dementsprechend abwehrend oder aufgebracht reagieren. Mit dem zu Ende gehenden Leben kann die selbst gewählte Aufgabe möglicherweise nicht fortgeführt werden. Pflegende können die Betroffenen dann darin unterstützen, indem sie ihnen bei der Erledigung helfen oder sie für sie übernehmen. Dabei können Sie ihnen zeigen, dass sie diese Tätigkeiten respektieren. Dementiell veränderte Menschen erfahren so bis zuletzt Wertschätzung und sehen, dass alles, was ihnen wichtig erscheint, erledigt wird, was ihnen den Abschied deutlich erleichtern kann.

> **!** Gerade am Lebensende können sich Menschen mit Demenz verstärkt einsam und verlassen fühlen. Gibt es Anzeichen dafür, sollten die Pflegenden versuchen, das Bedürfnis nach Nähe so weit wie möglich zu stillen, wie beispielsweise durch häufigere Kontrollgänge, oder der Organisation von Ehrenamtlichen bzw. Helfern des Hospizdienstes, die den Betroffenen in Absprache mit dem Pflegeteam und den Angehörigen Beistand und Gesellschaft leisten können.

Sich als Pflegende einfühlen zu können, stellt unter anderem einen bewussten Akt des Perspektivwechsels dar. Gefühle, Gedanken und Motive des Gegenübers müssen angenommen und akzeptiert werden. Zum Perspektivwechsel wären folgende Fragen zu stellen: Warum fällt es jemandem in der Rolle des Pflegenden so schwer sich mit solchen Situationen einzulassen? Welche Ursachen können die Probleme haben, sich als Pflegende mit situationsbezogener Aggressivität und Agitiertheit auseinanderzusetzen?

Empathische Pflege findet in der Spannung zwischen Einlassen und Abgrenzen mit dem dementiell veränderten Menschen statt. Pflegenden ist nicht von Natur aus die Fähigkeit gegeben sich in das Gegenüber, seine Perspektiven und Emotionen hineinzuversetzen, sie nachzuvollziehen und dementsprechend zu pflegen, zu betreuen und zu handeln. Dieses Problem muss allen an der Betreuung dementiell veränderten, im Sterbeprozess befindlichen Menschen bewusstgemacht und auch eventuell eingeübt werden.

Angehörige und Betreuer in einer Einrichtung begleiten

Was in der Sterbebegleitung eines Angehörigen mit Demenz in welcher Phase des letzten Lebensabschnitts für den Begleitenden wichtig sein wird, ist schwer vorauszusagen, da hier existentielle Bereiche des Lebens berührt werden, die sehr individuell sind und gelebt werden. Eine bewusste Auseinandersetzung mit dem Abschiednehmen und dem Sterben des Menschen mit Demenz, das bislang in Bezug auf den möglichen Verlauf des Erlebens und Empfindens nicht sicher einzuschätzen ist, kann den Angehörigen helfen, sich gedanklich vorzubereiten. So können sie den Entwicklungen, die natürlich weder im Zeitpunkt noch in ihrer Art und Intensität vorausgesagt werden können, gefasster begegnen.

Besteht eine vertrauensvolle Beziehung zwischen den Angehörigen, Betreuern und Pflegenden, ist es wünschenswert, dass sie in der Sterbebegleitung von Menschen mit Demenz trotz unterschiedlicher Prioritäten, Erfahrungen, Erwartungen und eigenen Haltungen den Sterbenden in gemeinsamer Ergänzung und miteinander unterstützen.

! Daher ist es wichtig, dass Angehörige, sofern sie dies wünschen, intensive Begleitung in der Sterbebegleitung ihres Partners, Geschwisters oder Elternteils erfahren.

In einer Pflegeeinrichtung kann dies beispielsweise durch Gespräche mit Seelsorgern – von den Pflegenden vermittelt – geschehen, oder auch durch den Austausch mit den Pflegenden sowie eine gemeinsame Planung und Gestaltung der letzten Lebensphase des Menschen mit Demenz.

Angehörige können eine große Ressource und Unterstützung in der Begleitung der Menschen mit Demenz am letzten Lebensweg sein. Als Pflegende kann man um aktive und aktivierende Besuche bitten, nicht nur ein Am-Bett-Sitzen. Auch kleine Ausflüge mit dem Menschen mit Demenz können möglicherweise zu einer gewissen Zufriedenheit und Ausgeglichenheit gegen Lebensende führen.

Oft wird nicht wirklich von den Angehörigen wahrgenommen, dass ein körperlicher Abbau und die damit einhergehende Abnahme der Aktivität ein normaler Bestandteil des Sterbeprozesses sind und nicht ein Ergebnis irgendeines pflegerischen Defizites darstellen. Hier ist neben Transparenz und Aufklärung von Seiten der Pflegenden auch positive Zuwendungen den Angehörigen gegenüber nötig.

BEISPIEL

Durch sanftes Bewegen und Massieren lassen sich Verspannungen lösen, der Kreislauf wird angeregt, gleichzeitig können einseitige Haltungen ausgeglichen werden, sodass der sterbende Mensch mit Demenz wieder seine bevorzugte Lage einnehmen kann. Am Ende des Lebens kann ein dementiell veränderter Mensch auf diese Art und Weise darin unterstützt werden, möglichst lange die Position einnehmen zu können, in der er sich wohl fühlt.

Stimulierende Einreibungen können hier auch sehr gut eingesetzt werden. Am Lebensende können Menschen mit Demenz auf diese Art und Weise Erleichterung erfahren oder durch die Berührung beruhigenden Kontakt erleben, der ihnen Sicherheit und Geborgenheit vermittelt. Auch spezielle Waschungen können hierzu hilfreich herangezogen werden. In die tägliche Körperpflege können aktivierende oder auch beruhigende Elemente integriert werden, die dem Menschen über die Pflege hinaus ein angenehmes Körpergefühl vermitteln.

Worauf ein dementiell veränderter Mensch besser reagiert und wovon er mehr profitiert, ist individuell und gegebenenfalls auch nach Tagesform des Betroffenen zu entscheiden.

Wenn Milieu und Atmosphäre entsprechend gestaltet sind, dass sowohl den Betroffenen wie den begleitenden Angehörigen Geborgenheit und Sicherheit, als auch den Pflegenden eine Möglichkeit gegeben wird, ihre Arbeitsroutinen zu erfüllen, hat dies mit hoher Wahrscheinlichkeit eine positive Wirkung auf die am letzten Lebensweg befindlichen Menschen.

Bei allen Entscheidungen bezüglich einer vorliegenden Patienten- oder Bewohnerverfügung ist ein enges und gutes kommunikatives Kontakthalten zu den Angehörigen, den nächsten Betreuungspersonen und dem Hausarzt unerlässlich. Ein vertrauensvolles Verhältnis lässt Gespräche gelingen, hilft den Angehörigen in der oft für sie so schwierigen Situation und ermöglicht zusätzliche Informationen, die bei weiteren notwendigen Entscheidungen hilfreich sein könnten.

Was Ernährung, Sondenernährung und eine diesbezügliche Bewohnerverfügung betrifft, sollte rechtzeitig mit allen Beteiligten eine rege und fruchtbare Kommunikation sowie ein Austausch stattfinden. Nur so können zu späteren und dringenderen Zeitpunkten gute und für alle Beteiligten adäquate Entscheidungen getroffen werden.

Sichtbare Mangelernährung bei Menschen im Sterbeprozess impliziert häufig den Anschein schlechter pflegerischer Versorgung und Betreuung. Dabei werden gerne die geänderten Essensgewohnheiten, strukturelle, einrichtungsbedingte Probleme oder das prinzipielle Recht eines jeden Menschen auf Nahrungsverweigerung – im Sinne eines Sterbefastens – nicht bedacht. Menschen am Ende ihres Lebensweges sind möglicherweise einfach nur des Lebens satt geworden.

Interkulturelle Pflege und Betreuung in der Einrichtung

In den Altenhilfeeinrichtungen selbst ist diesbezüglich eine gewisse Problematik entstanden. Es fehlt manchmal an Kompetenzen, Wissen und Wollen, sich den veränderten Bedingungen zu stellen. Den sich verändernden Ansprüchen gerecht zu werden wird große Herausforderungen mit sich bringen, da besonders in ländlichen Bereichen Altenhilfeeinrichtungen häufig bis zum heutigen Tage nicht wirklich auf Migranten und deren Bedürfnisse eingestellt sind.

Zwar versucht man, auf kulturelle sowie religiöse Bedürfnisse der Bewohner/Patienten einzugehen, in dem man muslimische Gebetsräume einrichtet, oder muslimische Essensregeln einhält (Bose & Terpstra, 2012, S. 146). Trotzdem werden Schwierigkeiten und Herausforderungen weiterhin bestehen bleiben, da das Pflegepersonal in vielen Fällen überfordert sein wird, auch wenn vermehrt Menschen mit Migrationshintergrund sich selbst als Pflegefachkräfte einbringen. Die Problematik kann nicht mit Insellösungen vonseiten spezieller Pflegeeinrichtungen geändert werden.

Hier müssen längerfristig integrative interkulturelle – also kulturverbindende oder kultursensible Konzepte – erarbeitet werden. Domenig stellt sogar die Forderung nach einer Transkulturalität fest.

> *„Transkulturalität [stellt] nicht das Zwischen oder das Nebeneinander, sondern das über das Kulturelle Hinausgehende, Grenzüberschreitende und somit wieder Verbindende und Gemeinsame ins Zentrum." (Domenig, 2007, S. 172)*

Das bedeutet, sich sowohl in der Pflegerealität als auch in der lebensweltlichen Realität mit den verschiedenen kulturellen und religiösen Einflüssen in neuartigen Formen des Zusammenlebens zu finden. Also miteinander in aller Verschiedenheit mit Akzeptanz und Toleranz zu leben. Das macht eine kultursensible und transkulturelle Pflege und Versorgung aus.

Die kultursensible Pflege stellt also das Miteinander, Handeln und Beziehungen zwischen Angehörigen unterschiedlicher Kulturen in den Mittelpunkt. Menschen unterschiedlichster Herkunft mit unterschiedlichen Erwartungen, Wünschen, Hoffnungen und Ansichten treffen in Pflegesituationen aufeinander. In erster Linie ist an ausländische Pflegebedürftige und deren Angehörige in Einrichtungen der Gesundheits- und Altenpflege sowie der ambulanten Pflege zu denken. Genauso bezieht es sich auf das Miteinander von zugewanderten Pflegekräften und den zu Versorgenden und – zunehmend wichtig – die Beziehungen in multikulturellen Arbeitsteams im Sozial-, Altenhilfe und Gesundheitswesen (Peters, 2006, S. 2).

BEISPIEL

Angehörige können sich nicht vorstellen, ihre pflegebedürftigen Verwandten in eine Altenhilfeeinrichtung zur Betreuung und Pflege zu geben. Viele Familien muslimischen Glaubens sind mit solchen Situationen regelrecht überfordert. Die moralischen Bedenken und die Ungewissheit in Bezug auf ihre pflegebedürftigen Angehörigen führen oft zu Konfliktsituationen zwischen Personal und Familienangehörigen.

Pflegerische Maßnahmen bei sterbenden Menschen mit Demenz muslimischen Glaubens können sein:

- die rituellen fünfmaligen Gebete am Tag ermöglichen;
- vor jedem Gebet Waschung von Gesicht, Ohren, Stirn, Hände und Füße;
- während des Betens – wenn möglich – Stand auf einem Gebetsteppich, ohne Schuhe und mit bedecktem Haupt.
- Nach dem Tod sollten die Verstorbenen nicht von Nichtmuslimen berührt werden.

Diese Punkte erschienen nach Gesprächen mit Experten und Kollegen muslimischen Glaubens die erwähnenswertesten Punkte bei der Betreuung und Versorgung sterbender Menschen muslimischen Glaubens zu sein.

Wie bereits benannt haben Menschen jüdischen Glaubens und ganz besonders orthodoxe Juden strenge Speisegebote – Nahrungsmittel müssen koscher sein – und heiligen den Sabbat (Schabbat), den Samstag. Die Zeit von Freitagabend bis Samstagabend ist absolut heilig, jegliche Arbeit, selbst die Verwendung bestimmter Energien oder Lichteinschalten kann verboten sein.

BEISPIEL

Darum wird ein streng gläubiger jüdischer Mensch unter Umständen die Glocke im Altenheim oder Rufglocke im Krankenhaus nicht verwenden. Pflegende sollten daher vermehrt aus eigenem Antrieb und spontan immer wieder nach Bewohnern und Patienten schauen. So können Bedürfnisse seitens der Pflegenden erfüllt werden, ohne dass der Versterbende jüdischen Glaubens seine Riten und Rituale nicht achten kann.

Bei hinduistische Religionsformen ist zu beachten, dass die Leiche auf einen Stuhl gesetzt und unter fließendem Wasser gewaschen wird. Der Boden des Waschraums sollte einen Ablauf haben. In heiliges Wasser getauchte Tücher umhüllen den gesalbten Leichnam.

Am wichtigsten erscheint es für Pflegende und Betreuende zu sein, sich Informationen und Wissen über Migration, die Situation von Menschen mit Demenz und Migrationshintergrund zu beschaffen und an ihrer eigenen Haltung zu diesen Menschen zu arbeiten.

Wenn es im nördlichen Kulturkreis als bewundernswert gilt, Schmerzen klaglos zu ertragen, ist es in anderen Kulturen gängig, den Schmerz hinauszuschreien. Es wird als Befreiung empfunden und soll Mitmenschen zu Anteilnahme, Mitgefühl, Zuwendung und Unterstützung anregen.

BEISPIEL

Wenn Menschen aus anderen Kulturkreisen Vorstellungen äußern, wodurch sie geheilt werden könnten, und erklären, sie seien durch Luft, Wasser oder auch einen bösen Blick erkrankt oder Allah habe ihnen als Strafe für ihre Sünden diese Krankheit geschickt, werden hier geborene und lebende Menschen möglicherweise verwundert und erstaunt sein. Der böse Blick kann durch Abwehrzauber wie z.B. das Tragen bestimmter Amulette abgewendet werden. Eine derartige Sichtweise erscheint uns unsinnig und absurd. Hierzulande sind diese Amulette übrigens als Glücksbringer in Form von Kleeblättern oder Talismanen bekannt. Und: Was soll es anderes sein, wenn jemand dreimal auf Holz klopft und „toi toi toi" sagt, wenn man über Schlechtes sowie Krankheiten spricht, um in der Folge davon verschont zu bleiben?

Die Rolle des multiprofessionellen Teams in der Einrichtung

Menschen mit Demenz sind bekanntlich bereits im Fortschreiten der dementiellen Veränderung – auch aufgrund von Multimorbidität, normaler, altersbedingter Erkrankungen – auf die Unterstützung zahlreicher Menschen unterschiedlichster Professionen und Disziplinen angewiesen. In der letzten Lebensphase erhöht sich dieser Bedarf noch zusehends, da diese Menschen – bedingt durch die Demenz – immer weniger für sich selbst und ihre Bedürfnisse sorgen können, sie diese schließlich auch nicht mehr artikulieren oder einfordern können.

Um dem Menschen ein würdevolles, friedliches und schmerzfreies Abschiednehmen zu ermöglichen, kommt den multidisziplinären Begleitern von Menschen mit Demenz in Folge dessen, gerade am Lebensende, eine noch größere Verantwortung zu. Damit dies gelingen kann, ist es unabdingbar, dass die Menschen, die einen Menschen mit Demenz pflegen und betreuen, ihre Erfahrungen aus dem Kontakt mit den Versterbenden untereinander austauschen und eine gemeinsame Basis in der Begleitung finden.

> **!** Eine Grundlage für den Austausch kann die Pflegedokumentation sein, in der ohnehin alltägliche – wie besondere – Ereignisse festgehalten werden. Die Herausforderung besteht darin, die verschiedenen Beobachtungen und Informationen zu bündeln und so ein möglichst umfassendes Bild des Menschen mit Demenz und seiner Situation am Lebensende zu erhalten.

Was sich leicht umsetzbar anhört, kann in der Praxis dennoch mit Engagement und Aufwand verbunden sein. Möglicherweise werden Beobachtungen, die im Verlauf der Demenz eher nebensächlich erschienen, im Hinblick auf das zu Ende gehende Leben relevant und müssen als solche erst einmal wahrgenommen werden, um dokumentiert werden zu können. Darüber hinaus verändern sich Gewohnheiten, wie beispielsweise in Bezug auf Essen und Trinken wohl möglich schleichend, sodass auch sie nicht als Ereignisse, die es in der Dokumentation festzuhalten gilt, angesehen werden.

Einige Begegnungen werden als solche wohl auch gar nicht erst erfasst, beispielsweise die Erlebnisse von Angehörigen, die sie bei einem Besuch haben, oder eine Reaktion des Menschen mit Demenz auf die Reinigungsperson während deren Arbeit im Zimmer bzw. der Wohnung.

Nicht unberücksichtigt bleiben sollte auch der Einfluss, den die Anwesenheit eines „Fremden" – beispielsweise einen externen Therapeuten – auf einen Menschen mit Demenz ausübt. Dieser „Fremde" kann als Störfaktor wahrgenommen werden. Es kann aber auch durch seine Anwesenheit Sicherheit vermittelt werden, zum Beispiel indem spürbar wird, dass man als Gegenüber existiert und sich nicht allein im Raum befindet.

Bei einem gemeinsamen Gespräch zur Planung von Therapie, Pflege und Betreuung in der letzten Lebensphase sollten hier individuelle Vorlieben anhand der Anamnese und der Einschätzung der aktuellen Situation eruiert werden. So kann für ein Umfeld gesorgt werden, in dem sich der Sterbende sicher und geborgen fühlt und er sich seine letzten Wünsche und Bedürfnisse erfüllen kann, bzw. andere ihn darin unterstützen und begleiten können, dies zu tun.

Externe Beteiligte, die ebenfalls dazu beitragen, Menschen mit Demenz ihren letzten Weg gangbar zu machen, dazu aber von außerhalb in die Einrichtung kommen – wie Ärzte, Hospizmitarbeiter, Seelsorger – werden bei ihren Besuchen in der Regel nicht die Möglichkeit haben, die Beobachtungen aller Beteiligten im Detail einzusehen, sodass sie auf eine knappe, aber präzise Einschätzung seitens der Pflegenden, anhand der gesammelten Informationen angewiesen sind.

Ihrerseits sind sie gefordert, den Pflegenden ihren Eindruck der Begegnung mit dem Sterbenden mitzuteilen, bevor sie die Einrichtung wieder verlassen, damit Pflegende sich auf mögliche Empfindungen des Menschen mit Demenz, die durch ihren Besuch hervorgerufen worden sind, einstellen und entsprechend darauf eingehen können.

BEISPIEL

So kann beispielsweise ein religiöser Mensch, der sich bereits in „seine“ Welt zurückgezogen hat, nach dem Besuch eines Pfarrers noch einmal kurzzeitig in „unserer“ Welt orientiert, durch das Ende des Besuches und das plötzliche Wieder-Alleinsein aber auch sehr irritiert sein. Dies stellt eine für die Pflegenden und Betreuenden wichtige Information dar, da sich weitaus besser auf ihr Gegenüber einstellen können.

In der ambulanten Versorgung von Menschen mit Demenz greifen oft pflegerische Unterstützung und hospizliche Begleitung ineinander.

Für Angehörige sowie für den Menschen mit Demenz, den sie pflegen, kann das eine große Erleichterung darstellen, die ihnen ermöglicht, eigene Bedürfnisse und Empfindungen zuzulassen und ihren Angehörigen dennoch, wie es ihm entspricht, auf seinem letzten Weg zu begleiten.

Sterbebegleitung als zentrale Führungsaufgabe im Management von Einrichtungen des Gesundheits- und Altenhilfebereiches

Für eine Pflegeeinrichtung als Institution bedeutet das Versterben eines Bewohners zunächst rein faktisch und rechnerisch die Vorbereitung auf die Beendigung eines Vertragsverhältnisses, infolgedessen ein Bett, ein Zimmer oder eine Wohnung in der Einrichtung frei und somit neu vermietbar wird. Für die Menschen, die den Verstorbenen professionell gepflegt haben, stellt sich die Situation etwas anders dar.

Hat sich vor dem Sterben bereits ein Abschiednehmen, das von beiden Seiten in gewisser Weise aktiv gestaltet werden konnte, angebahnt, so stellt der Tod schließlich einen endgültigen Abschied dar, der von denen, die zurückbleiben, bewältigt werden muss.

Um den institutionellen Erfordernissen sowie den menschlichen Bedürfnissen der Angehörigen, Mitarbeiter, Mitbewohner, Ehrenamtlichen gerecht werden zu können, sollte die Begleitung von Menschen, nicht nur, aber vor allem mit Demenz, in ihrer letzten Lebensphase auch von den Einrichtungsleitungen vorbereitet sein.

Dabei stellt sich grundsätzlich die Frage, welchen Stellenwert Sterbebegleitung im Allgemeinen – und von Menschen mit Demenz im Besonderen – gemäß dem Leitbild und der institutionellen Rahmenbedingungen einnimmt und wie sich das in einer Einrichtung konkret auswirkt.

Maßnahmen und Aufgaben des höheren Managements im Rahmen der Sterbebegleitung können, je nach Institution, in Inhalt und Ausgestaltung stark variieren.

BEISPIEL

Es beginnt bei der Planung baulicher Gegebenheiten. Es sollten in einer Einrichtung immer Kapelle oder Gebetsraum, ein Abschiedsraum, Gästezimmer und Aufenthaltsmöglichkeiten für Angehörige eingeplant und vorhanden sein. Aufteilung und Beschaffenheit der Bewohnerzimmer sollten über einrichtungsspezifische und vielleicht auch glaubensübergreifende Konzepte und Standards zur Sterbebegleitung den Bedürfnissen angepasst sein.

Im operativen Anteil des Managements geht dies hin bis zur expliziten Planung der interdisziplinären Zusammenarbeit mit Internen und Externen.

Eine individuelle Begleitung von Menschen mit Demenz, die ihnen ermöglicht, das Ende ihres Lebens in Würde und unter Berücksichtigung ihrer dann aktuellen Bedürfnisse zu begehen und ihnen somit Gelegenheit gibt, auf ihre Weise in vertrauter Umgebung von ihrem Leben Abschied zu nehmen, scheint ein wünschenswerter nachvollziehbarer Ansatz jeglicher Gedanken zur Sterbebegleitung zu sein. Die Umsetzung und Ausweitung erfordert in der Praxis jedoch eine stringente Planung, der eine Analyse der Rahmenbedingungen sowie des Handlungsspielraums der jeweiligen Einrichtung vorausgehen muss. Dies sind – wie beschrieben – die Aufgaben der Leitungen.

Führung der Einrichtungen

Neben den vorher erwähnten Aspekten sollten vor allem der Stellenwert sowie die erwünschte Umsetzung der Sterbebegleitung dem Pflegeteam von Seiten der Einrichtungs- und Pflegeleitung kommuniziert werden.

Dem Leitbild vergleichbar, müssen Maßnahmen bekannt und zu verwirklichen sein, sowie Freiraum zur individuellen und situativen Ausgestaltung lassen. Hierfür ist es notwendig, das Pflegeteam in seiner Arbeit zu unterstützen, beispielsweise in Form von regelmäßigen Informations- sowie Fortbildungsangeboten, der Vermittlung von Hilfestellung und Begleitung, wie Seelsorge oder auch der Ermöglichung von Austausch und Zusammenarbeit mit anderen Berufsgruppen, wie Ärzten, Hospizdiensten, Seelsorgern.

! Der Bedarf von Angeboten sollte vorab im Dialog mit dem Pflegeteam gemeinsam erhoben werden, da somit eine höhere Akzeptanz und Annahme der Pflegenden erreicht werden kann.

In diesem Rahmen sollten auch Schnittstellen thematisiert werden, die im Wohnbereichs- und Pflegealltag relevant sein könnten, wie beispielsweise die Zusammenarbeit mit Ärzten und Therapeuten, Reinigung und Hauswirtschaft, Angehörigen, Ehrenamtlichen und Hospizhelfern oder auch Bestattern.

! Es kann sinnvoll sein, gemeinsame Informationsveranstaltungen aus den jeweiligen Perspektiven der verschiedenen Begleiter zu initiieren. So kann ein umfassendes Bild der Situation entstehen, das darstellt, wo sich ein Mensch mit Demenz am Ende seines Lebens befindet und den ihn Begleitenden hilft, Kompetenzen zu bündeln und somit die Sterbebegleitung für die Beteiligten möglichst optimal zu gestalten.

Das Betreuen schwerstkranker und sterbender Menschen – egal ob dementiell verändert oder nicht – führt Mitarbeiter an die Grenzen ihrer Belastbarkeit. So erscheint es sinnvoll, im Rahmen einer positiven Einrichtungskultur als Leitung dafür Sorge zu tragen, dass den Mitarbeitenden in der Sterbebegleitung jederzeit die Möglichkeit gegeben wird, sich Unterstützung zu holen, ihre eigene Betroffenheit, Grenzen und möglicherweise Überforderung benennen zu können. So kann im multiprofessionellen Team über Lösungsansätze oder entlastende Maßnahmen nachgedacht und danach gesucht werden.

Als Führungsaufgabe ist es ebenfalls anzusehen, dafür zu sorgen, dass schon zu Zeiten der Personalbeschaffung auf ein fundiertes Fachwissen bezüglich Palliative und Spiritual Care bei den zukünftigen Mitarbeitenden als Grundvoraussetzung geachtet wird.

Weiterhin sollten Führende Fähigkeiten zu allen Themenbereichen der Sterbebegleitung – auch und gerade speziell bei Menschen mit Demenz – in den Fokus der Fort- und Weiterbildung rücken.

Um Überforderung der Mitarbeitenden zu verhindern, gehört es ebenfalls zu den Aufgaben einer Führungskraft, überhöhten Selbstansprüchen oder Ansichten zum Vorgehen bei der Sterbebegleitung vorzubeugen.

Letztendlich ist es eine Führungsaufgabe, bei ethischen Fallbesprechungen als Moderator oder Moderatorin beteiligt zu sein, diese zu initiieren und vorher die eigenen Mitarbeiter diesbezüglich zu schulen.

Professionell Pflegende und Betreuende

Professionell Pflegende sind den Menschen mit Demenz in einer Pflegeeinrichtung insofern vertraut, als dass sie diese in den alltäglichen Verrichtungen begleiten, unterstützen und sie – wenn notwendig – auch führen und anleiten.

Wo nötig, werden sie Aufgaben übernehmen, die diese Menschen selbst nicht mehr ausführen können, wie sich zu waschen und anzuziehen, zu essen und zu trinken. Dieser gemeinsam gelebte Alltag schafft einerseits Vertrauen und vermittelt Sicherheit, anderseits verleitet er dazu, Bedürfnisse von Menschen mit Demenz eher als gegeben anzusehen und Handlungen, auf die der Einzelne positiv reagiert hat, beizubehalten.

Bedingt durch die Demenz sind Betroffene meist nicht mehr in der Lage, ihre Wünsche und ihr Befinden für ihre Umwelt verständlich auszudrücken. Pflegende sind somit auf eine Fülle von sekundären Informationen rund um den Menschen mit Demenz sowie auf ihre eigenen Erfahrungen aus den Begegnungen im Pflegealltag angewiesen (Wojnar, 2007, S. 7).

Der so entstehende Eindruck setzt sich meist aus den Angaben von Angehörigen, Ärzten und den Pflegenden zu Beginn der Pflegebeziehung zusammen und wird oftmals im Verlauf des Heimaufenthalts nicht mehr hinterfragt.

BEISPIEL

Möglicherweise ändert ein Mensch mit Demenz seine Vorlieben und Abneigungen auch mit dem Fortschreiten der Demenz über einen langen Zeitraum nicht, sodass eine Betreuung in gleichbleibender Art und Weise allen tatsächlich Beteiligten entspricht. Dabei besteht allerdings die Gefahr, dass Veränderungen in den Bedürfnissen, beispielsweise in Bezug auf das Essen, den Wach-Schlaf-Rhythmus, auf die Körperpflege, die der Mensch durch die mit der Demenz einhergehenden Kommunikationseinschränkungen im Laufe der Zeit nicht mehr artikulieren kann, von den Betreuenden nicht wahrgenommen werden (können).

Gerade hier erscheint es für die Pflegekraft wichtig, offen und reflektierend zu sein und gleichzeitig Sicherheit wie Orientierung zu geben. Führung und Leitung haben hier die Aufgabe, mit regelmäßigen Schulungen oder Anregungen zu Reflexion motivierend einzugreifen und diese Kompetenzen zu fördern.

Am Lebensende ist jedoch davon auszugehen, dass Menschen, die mit ihrer Endlichkeit und dem bevorstehenden Sterben konfrontiert sind, besondere Bedürfnisse entwickeln. Auch, wenn sie diese Situation demenzbedingt speziell und möglicherweise nicht so, wie Menschen ohne Demenz an ihrem Lebensende wahrnehmen. Darauf müssen die Pflegenden eingehen und auch hier ist die Leitung gefordert, dahingehend Schulung und Stärkung der Mitarbeitenden zu ermöglichen.

!

Professionell Pflegende hinterfragen mit Empathie und Intuition die aktuelle Situation von Menschen mit Demenz immer wieder, um so auch Bedürfnisse erkennen zu können, die nicht offensichtlich sind. Das können beispielsweise Schmerzen oder Entwicklungen wie das Abschiednehmen am Lebensende sein, das bei Menschen mit Demenz völlig unterschiedlich aussehen und andauern kann.

Um die möglichen Anzeichnen wahrnehmen und einordnen zu können, bedarf es Rahmenbedingungen, die eine solche Begleitung ermöglichen. Pflegende, die bereits eine Beziehung zu einem Menschen mit Demenz aufbauen konnten, erreichen ihn möglicherweise auch noch in seiner letzten Lebensphase, in der keine neuen Kontakte zu anderen Menschen mehr geknüpft werden können.

BEISPIEL

Wünschenswert wäre, dass das Pflegeteam sich ähnlich einer Fallbesprechung gemeinsam darüber austauscht, was für einen Menschen mit Demenz wichtig erscheint, wenn absehbar ist, dass er sich auf das Sterben zubewegt. Der Begriff „Fallbesprechung" erscheint an dieser Stelle unangemessen, steht doch der sterbende Mensch mit seinen Bedürfnissen im Vordergrund und kein „Fall". Dennoch signalisiert er durch seine Entsprechung in der Praxis einen Punkt in einer Pflegephase, an dem eine Veränderung wahrgenommen und Handlungsbedarf gesehen wird. Mögliche zu diskutierende Fragestellungen wären in solch einer Situation beispielsweise, ob aktuelle Vorlieben oder Abneigungen des Versterbenden bekannt sind und berücksichtigt werden können. Welche Maßnahmen sind pflegerisch oder medizinisch geboten und müssen unbedingt berücksichtigt werden? Vielleicht gilt dies auch im Sinne einer palliativen Behandlung, dass sie gerade nicht mehr durchgeführt werden müssen. Es könnten vonseiten der Angehörigen spezielle Wünsche bestehen, vielleicht sollten ehrenamtliche Dienste – wie Hospizhelfer – hinzugezogen werden.

Diese Überlegungen sollen dem Pflegeteam helfen, eine gemeinsame Linie in der Pflege und (Sterbe-)Begleitung zu finden und die dafür notwendigen Ziele und Maßnahmen sowie deren Umsetzung konkret festzulegen. Auch hier müssen Leitungen im Sinne eines Controllings einwirken.

! Pflegende müssen sich ihrer eigenen Einstellung zum Leben, Sterben und Tod bewusst werden. Ihre Haltung wird sie zum einen in ihrem Handeln leiten, bewusst, wie auch unbewusst. Zum anderen sollte davon ausgegangen werden, dass der Betroffene trotz der Demenz spürt, wie sein Begleiter dem bevorstehenden Abschiednehmen und Versterben gegenübersteht.

Einen hohen Stellenwert nimmt darüber hinaus der Austausch im Pflegeteam ein, hierfür müssen Räume geschaffen werden, im tatsächlichen – wie übertragen – Sinn, die es den Pflegenden ermöglichen, ihre Erlebnisse, Emotionen, eventuell auch Belastungen auszusprechen und außerhalb des Pflegealltags in einem geschützten Rahmen zu reflektieren.

Dabei sollte für Pflegende die Möglichkeit bestehen, professionelle Unterstützung, beispielsweise in Form von Seelsorge, in Anspruch nehmen zu können, um belastende Situationen verarbeiten und für sich positiv bewältigen zu können. Dies zu organisieren ist eine Führungsaufgabe.

Darüber hinaus sollten Pflegende ihre Wünsche in Bezug auf Information, Weiterqualifizierung oder auch Gestaltungsmöglichkeiten der Sterbebegleitung in ihrer Einrichtung auf Leitungsebene äußern und Angebote mit beeinflussen können.

Angehörige und gesetzliche Betreuer

Die nächsten Angehörigen werden – genauso wie die gesetzlichen Betreuer – versucht sein, den Angehörigen bzw. den unter Betreuung stehenden Menschen auf seinem letzten Lebensweg in und trotz der Demenz so zu begleiten, wie es dem mutmaßlichen bzw. vorab geäußerten Willen des Betroffenen entspricht. Möglicherweise entfernt sich der Mensch gegen Ende seiner Lebenspanne von Angehörigen und zieht sich in seinen eigene Welt zurück, er kapselt sich ab und möchte in Ruhe gelassen sein.

Angehörige sollten in der Sterbebegleitung ihres Partners, Geschwisters oder Elternteils Unterstützung erfahren. Dies zu ermöglichen ist Aufgabe der professionell Pflegenden oder der Leitung einer Einrichtung im weitesten Sinne. Sie hat dafür zu sorgen, dass die Mitarbeitenden in der Lage sind, solche Situationen zu erkennen und dementsprechend zu handeln.

So werden die Mitarbeiter dazu angehalten, rechtzeitig mit den Angehörigen ins Gespräch zu kommen, was diese an Unterstützung, Klärung und Information benötigen. Es kann von den Leitungen ein „aufeinander zugehender Kontakt" von den Mitarbeitern eingefordert werden. Dies bedeutet, nicht die Angehörigen sollten ihre Wünsche und Bedürfnisse anmelden müssen, sondern die Mitarbeiter der Einrichtung gehen in die Offensive und fragen danach.

Eine gute, würdevolle und wertschätzende Begleitung von Menschen am letzten Lebensweg und deren Angehörigen fordert Verständnis dafür ein, dass eine Entscheidung für eine Pflegeeinrichtung oft mit Schuldgefühlen bei den Angehörigen einhergeht. Die eigene Hilflosigkeit vor der Demenz, dem körperlichen und geistigen Verfall, Sterben und Tod eines geliebten Menschen kann vielseitige Reaktionen auslösen, von Traurigkeit über Wut zur Verzweiflung, gepaart mit Distanziertheit oder Festhalten, Klammern oder Fernbleiben. Aufgabe der Leitung einer Einrichtung ist es eine gute Sterbe- und Angehörigenarbeitskultur, besonders in der Zeit des „akuten Sterbens" zu ermöglichen.

Zusammengefasst und nachgefragt

Grundsätzlich erfordert eine gute Betreuung von Menschen mit Demenz in ihrer letzten Lebensphase nicht nur eine spezielle Pflege, sondern darin auch eine besondere Rücksichtnahme und Empathie.

Dazu ist unter anderem fachlich kompetentes Personal notwendig. So stellen sich ganz allgemein und über die verschiedenen Arten der Betreuung und Versorgung, egal ob ambulant, stationär, oder auch in der Betreuung durch Angehörige mit professioneller Unterstützung am letzten Stück des Lebensweges dementiell Veränderter folgende Teilfragen zur Reflexion:

- Haben die Pflegenden und Versorgenden fachliche Zusatzausbildungen, wie beispielsweise in gerontopsychiatrischer Pflege?
- Werden für die Pflegenden regelmäßig Fortbildungen zum Thema Umgang mit und Pflege von Menschen mit Demenz in der letzten Lebensphase angeboten?
- Können ehrenamtliche Betreuungskräfte/Angehörige regelmäßig durch fachlich kompetente Pflegende unterstützt und entlastet werden?
- Dies gilt besonders für ambulante Dienste in der Versorgung und Betreuung von Menschen mit Demenz im Sterbeprozess.

Gesprächskreise und Selbsthilfegruppen für Betreuende sind nahezu ideal, um sich mit anderen in ähnlichen Situationen auszutauschen.

BEISPIEL

Für viele Menschen ist es tröstend zu wissen, dass sie mit ihren Problemen und Belastungen im Umgang mit Sterben und Tod des Angehörigen nicht alleine sind. Dies kann nicht nur eine Bestätigung der eigenen, oft hingebungsvollen Pflege sein, sondern es ergeben sich dadurch eventuell Tipps und Hilfen anderer im täglichen Umgang und der Betreuung der versterbenden Angehörigen, die weiterhelfen können.

- Können Gesprächskreise oder andere Angebote für Angehörige, egal ob in stationären Einrichtungen oder von ambulanten Diensten angeboten, oder vermittelt werden?
- Wo gibt es Beratungsmöglichkeiten, oder Gesprächsmöglichkeiten im Zusammenhang mit dem sensiblen Thema Demenz und Sterben?
- Kann dies nicht ein zukünftiges Angebot für eine Einrichtung der stationären oder ambulanten Altenhilfe sein, oder werden?
- Gibt es in der nahegelegenen Kirchengemeinde die Möglichkeit ehrenamtliche oder hauptamtliche Seelsorger als Hilfe und Unterstützung hinzuzuziehen?

Wesentliche Entlastungsmöglichkeiten für pflegende Angehörige von Menschen mit Demenz, die aufgrund des häufig gestörten Tag-Nacht-Rhythmus – auch möglicherweise im Sterbeprozess noch – intensiver nächtlicher Betreuung bedürfen, sind Angebote der Tages- und Nachtpflege.

Ohne diese Möglichkeit kann der grundsätzliche Verbleib dementiell veränderter Menschen in der letzten Lebensphase in der gewohnten und geliebten Umgebung manchmal nur schwer möglich sein.

> Nachtentlastungspflege oder sogenannte Sitzwachen wären ein Angebot zur Entlastung.

- Kann die Einrichtung oder eine ambulante Pflegestation möglicherweise ein solches Angebot vorhalten oder anbieten?
- Können von ambulanten Pflegestationen die tägliche zwischen 10 und 24 Stunden währende Pflege und Beaufsichtigung, möglicherweise auch von Nachtwachen, abgenommen werden?
- Gibt es ein Konzept für Nachtpflege, das diese besonderen Bedürfnisse abdecken kann?

In den Ausbildungen zu den verschiedenen Gesundheits- und Pflegeberufen werden oft nur sehr zeitlich knappe Seminare und Ausbildungseinheiten zum Thema Sterben und Tod angeboten.

- Warum fällt es professionell Pflegenden trotz guter Ausbildung so schwer, sich auf das Sterben der betreuten Menschen mit Demenz einzustellen?
- Woran kann es liegen, dass sich Pflegende nur schwer auf die ständigen Veränderungen und Stimmungsschwankungen der Menschen am Ende des Lebensweges einstellen können?
- Die Situation des langen Abschiedes wird auch gerade von den professionell Pflegenden als belastend empfunden. Warum wird so empfunden?
- Wie ist der Stellenwert des Sterbens/ der Sterbebegleitung innerhalb der Einrichtung?

Auch die Kombination der Themenbereiche Demenz und Sterben wird in den grundständigen Ausbildungen der Altenhilfe und Krankenpflege nur randständig vermittelt. Dies ergab eine seit mehr als fünf Jahren laufende Studie der Verfasserin, die bei durchgeführten Seminaren mit regelmäßigen Befragungen zu diesem Schluss gekommen ist. Die laufende Auswertung der Fragebögen ergab, dass vor 1995 ausgebildete Fachkräfte in der Krankenpflege wenig intensiv zu diesen Themenkomplex geschult wurden.

Institutionelle Rahmenbedingungen sind auch in Zusammenhang mit dem Themenkreis zu setzen. Mitarbeitende umsorgen den dementiell Veränderten nicht alleine und isoliert von den einrichtungsbedingten Rahmenbedingungen. Deswegen stellen sich für Einrichtungsleitungen und Pflegende in Leitungspositionen folgende Fragen zum Nachdenken:

- Welchen Stellenwert nehmen Sterben und Sterbebegleitung in der Einrichtung ein?
- Gibt es eigene „Standards“ in der Einrichtung?
- Werden regelmäßig Fortbildungen und Schulungen für Pflegende durchgeführt?
- Bestehen Hilfsangebote für Pflegende, wie Seelsorge oder Coaching?
- Gibt es Informationsveranstaltungen/ Begleitung für Angehörige?
- Sind andere Berufsgruppen, wie Hospizdienste, Ärzte, Seelsorger, mit eingebunden?
- Stellt sich das Pflegepersonal der Auseinandersetzung mit „Tod und Sterben“?
- Ist das Pflegepersonal geschult, gezielt wahrzunehmen und zu beobachten, worauf in der letzten Lebensphase besonders zu achten ist?
- Sind Pflegende in der Lage, dies praktisch umzusetzen?

Es sind auch räumliche und bauliche Gegebenheiten zu bedenken und Umsetzungen im Arbeitsablauf der Einrichtungen sollten ebenfalls bedacht sein.

BEISPIEL

Es stellt sich die Frage, ob es einen Abschiedsraum gibt, oder sich eine Kapelle im Haus befindet um den verstorbenen Menschen und dessen Angehörige würdevolle Abschiede zu ermöglichen.

Es sollte in Doppelzimmern die Möglichkeit bestehen, Privatsphäre für den Sterbenden und dessen Angehörigen zu schaffen. Kann dort eine ruhige Atmosphäre durch vorhandene Materialien, wie Kerzen, Kreuz, Bibel, Gesangbuch, evtl. Musik, jederzeit und für alle zugänglich geschaffen werden?

Pflegende sollten Entlastung in ihrer alltäglichen Arbeit erfahren, um mehr Kapazität für die Begleitung und Unterstützung Sterbender zu haben. Wenn dies nicht möglich ist, wie wird damit umgegangen, um eine würdige Sterbebegleitung zu gewährleisten. Auch sollte die Zusammenarbeit mit anderen Berufsgruppen geregelt sein. Wie schon oben genannt, findet keine isolierte, sondern eine multi- und interdisziplinäre Betreuung und Versorgung der Menschen mit Demenz bis zum Lebensende statt. Damit müssen Mindesterfordernisse bezüglich der Zusammenarbeit im multidisziplinären Team geschaffen und schriftlich niedergelegt werden, wie sich in der letzten Lebensphase von Menschen mit Demenz die Zusammenarbeit von Ärzten und Pflegenden gestaltet.

- Bestehen ethische Konflikte, wie beispielsweise, die Ernährung sukzessive einzustellen, wenn dies offensichtlich dem mutmaßlichen Willen des Betroffenen entspricht?
- Wie wird damit umgegangen, wenn in der interdisziplinären Zusammenarbeit verschiedene, zum Teil gegensätzliche Meinungen zu Themen wie Sterbefasten, künstlicher Ernährung oder einer erneuten Krankenhauseinweisung bestehen.
- In welchem Rahmen werden solche Konfliktsituationen diskutiert und welche Personen sind an der Entscheidungsfindung beteiligt?
- Hier könnte eine ethische Fallbesprechung mit allen Beteiligten sehr hilfreich sein.

Angehörige sind häufig eine Verbindung zur Vergangenheit und können damit ein Zugang zu dem im Sterbeprozess befindlichen Menschen sein. Hier wären dann folgende Fragen zu erörtern:

- Welche Wünsche/ Erwartungen gibt es seitens der Angehörigen?
- Sind die Beziehungen zum Sterbenden bzw. die Beziehungen innerhalb der Familie bekannt?
- Ergeben sich daraus Dinge, die berücksichtigt werden müssen, z.B. verbindlicher Ansprechpartner, eine Reihenfolge des Kontaktierens?
- Können gemeinsame Fahrten und kleine Ausflüge gemeinsam mit Angehörigen und Betroffenen bis zuletzt organisiert werden?
- Könnten Selbsthilfegruppen und Angehörigenabende ins Leben gerufen oder organisiert werden, um den Betroffenen das Gefühl zu geben, nicht alleine mit ihren Problemen und Sorgen zu stehen?

Die Besonderheit des Sterbens bei Demenz ist als Realität anzuerkennen und wahrzunehmen. Diese Wertschätzung fördert auch die Lebensqualität auf dem letzten Lebensweg.

Ein Einbeziehen der Individualität beim Sterben intensiviert die Beziehungen zwischen Menschen mit und ohne Demenz, Sterbenden und ihren Betreuenden und Angehörigen.

Auch das Wertschätzen der Religiosität und Spiritualität in der Sterbebegleitung fördert das Gestalten einer würdevollen Beziehung untereinander. Es wird nie eine Einheitslösung geben können, da Sterben individuell geschieht und Pflegen individuell für jeden Menschen und jede Situation geschehen muss.

In der Altenhilfe und der Pflege bei Demenz und Sterben gibt es großes Entwicklungspotential. Dies kann aber nicht nur von Seiten der Praxiseinrichtungen gelöst werden. Hierbei sind auch staatliche Organe, Aus-, Fort- und Weiterbildungseinrichtungen gefordert hinreichende Voraussetzungen zu schaffen. Es gibt viele Rahmenbedingungen, die heute in vielen Fällen die Limitationen in Machbarkeit der Altenhilfearbeit, Pflege und Versorgung von Menschen mit Demenz setzen.

Mitarbeitende in der Pflege der Altenhilfeorganisationen arbeiten schon längere Zeit an den physischen und psychischen Grenzen ihrer Möglichkeiten. Burnout, Fachkräftemangel, kurze Verweildauer im angestammten und erlernten Beruf und hohe Fluktuationszahlen belegen dies. Angehörige, oft unter

Zeit- und Wissensnot, versuchen nach bestem Wissen und Gewissen ihre dementiell veränderten anverwandten Menschen zu begleiten.

Weiterblickend für eine zukünftige Forschung wäre anzudenken, inwieweit Methoden und Studien Aspekte wie Wohlbefinden der dementiell veränderten Personengruppe im Sterbeprozess erforschen können. Eingrenzend muss bedacht werden, dass alle Gedanken und Beispiele nur Blitzlichter sein können, eine Verallgemeinerung schwierig erscheint.

Leben ist individuell und vielfältig, Menschen sind verschieden, Sterbeprozesse werden nie gleichartig beginnen und verlaufen. Auch Sterben ist individuell und die Besonderheit von Sterben bei Demenz sollte im Blick behalten werden.

Resümee und Ausblick

In den letzten zwei bis drei Jahrzehnten hat sich das Durchschnittseinzugsalter in Alten- und Pflegeheime extrem erhöht. Ein Umzug in ein Alten- und Pflegeheim erfolgt heute in der Regel dann, wenn häusliche Pflege nicht mehr möglich ist. Die Verweildauer verkürzt sich, Schwerstpflegebedürftigkeit nimmt zu. Dazu gehören neben der Multimorbidität auch die dementiellen Veränderungen, die zwar nicht zwingend mit einer Schwerstpflegebedürftigkeit einhergehen, jedoch mit einer sehr zeitintensiven Betreuung verbunden sind.

Infolgedessen veränderten sich die gesellschaftlichen und pflegerischen Anforderungen an die Altenhilfeeinrichtungen im Rahmen des demographischen Wandels in den letzten Jahren und werden sich in der Zukunft weiterhin in Richtung Lebens- und Sterbeorte verändern.

Sterben wird in Einrichtungen der Altenhilfe ein in Zukunft gewohntes und noch mehr vertrautes Ereignis werden, und werden müssen. Dies wird neben einer allgemeinen Altenpflege, der Betreuung und Versorgung älterer, noch möglicherweise rüstiger Menschen ein weites Arbeits- und Betreuungsfeld sein. Dementsprechend werden neue Fach- und Kernkompetenzen auf die Pflegefachkräfte zukommen. Einrichtungsleitungen müssen sich dieser Herausforderung ebenso stellen wie die Pflegenden. Demnach ist es auf diesen beiden Ebenen in den Einrichtungen notwendig, ein gewissenhaftes Begleiten der Sterbenden, deren Angehöriger und der eingebundenen Mitbewohner durch die Einrichtungen zu ermöglichen.

> *„Sterbebegleitung darf nicht in einen starren Rahmen gepresst werden, sondern muss das grundlegende Anrecht jedes einzelnen Menschen auf einen individuellen Sterbeprozess berücksichtigen. Persönlichkeitsentfaltung muss auch im Sterben möglich sein.“ (Anderson, 2004, zit. nach Bundesministerium für Familie & Gesundheit, 2015, S. 20)*

Dieses Buch hier sieht sich als eine Möglichkeit zu helfen, diesen Anforderungen gerecht zu werden. Weiterhin gehört dazu, in den Einrichtungen eine stimmige Sterbekultur zu fördern. Die Mitarbeitenden müssen in der Lage sein, ihre eigene Einstellung zu Tod und Sterben zu reflektieren und einzuordnen, um dieses Thema zumindest in ihrem Arbeitsumfeld aus der Grauzone von Tabuisieren und Verdrängen herauszuholen.

Professionell Pflegende haben neben Versorgung und Pflege die vorrangige Aufgabe, in den Einrichtungen das Thema Demenz und Sterben in ihren Fokus zu stellen und eine gewisse Wertschätzung den Sterbenden gegenüber auszustrahlen, damit diese Menschen dann auch die notwendige Wertschätzung auf ihrem letzten Lebensweg erfahren.

! Wichtig dazu ist nicht eine Implementierung der Hospizarbeit in Altenhilfeeinrichtungen, sondern kompetente, würdige Hospizarbeit durch die Altenhilfeeinrichtungen und deren Mitarbeitende, eine Modifizierung – also die Anpassung – an die Gegebenheiten einer Altenhilfeeinrichtung.

Es sind sicherlich hier im Buch auch Komponenten einbezogen, die in Hospizen angewandt werden, ebenso wie gleichzeitig in Altenhilfeeinrichtungen oder bei zuhause pflegenden Angehörigen. Die Hinweise und Anregungen sollten dennoch spezifisch für die jeweiligen Institutionen sein.

Zur fachlichen Kompetenz der Pflegenden ist auch eine ethische Kompetenz erforderlich. Ein ethisch reflektiertes Handeln führt dazu, dem einzelnen Menschen leichter gerecht zu werden. Dies kann nicht allein durch Dienstanweisungen, Standards, nicht durch wissenschaftliche Erkenntnisse oder durch Qualitätsmanagementsysteme ersetzt oder eingefordert werden. Gute Qualität in der Pflege kann und wird nicht immer und jederzeit komplett bereitgestellt werden können, es arbeiten und leben Menschen. Diese sind mit Fehlern behaftet und keine Maschinen. Hohe Qualität wird stets in der konkreten Situation, von und für einen bestimmten Menschen geleistet werden. Standards, Regelungen, wissenschaftlich fundierte Ergebnisse können hierzu nur die Rahmenbedingungen geben.

Neben einer ständigen Ausrichtung der letzten Lebensphase nach Bedürfnissen und Gewohnheiten der Versterbenden gehört ebenfalls ein gewisses Umdenken der Pflege, der Mediziner und der Angehörigen. Auch Krankenkassen und alle anderen Kostenträger müssen ihre Handlungsweisen zukünftig eventuell umstellen. So wäre ein kurzfristiges Bereitstellen von Hilfsmitteln und ein manchmal etwas unkonventionelleres Zugehen auf die Einrichtungen und pflegenden Angehörigen bei Anfragen nach Unterstützung anzudenken. Oftmals würde eine rechtzeitige Prävention später höhere Kosten vermeiden. Bisher gelten präventive Maßnahmen im Gesundheitssystem als nichterstattungswürdig.

Das Einbeziehen der Individualität beim Sterben intensiviert die Beziehungen zwischen Menschen mit und ohne Demenz, Sterbenden und ihren Betreuenden und Angehörigen.

Sich mit dem Sterben zu beschäftigen heißt nicht, sich nur mit dem Sterben anderer Menschen zu beschäftigen. Es bedeutet auch, sich mit dem eigenen endlichen Leben und seinem eigenen Sterben zu befassen. Wichtig ist, sich nicht erst am eigenen Lebendsende mit solchen Gedankengängen vertraut zu machen. Dies erscheint gerade für professionell Pflegende notwendig zu sein, um eine wirklich gute Sterbebegleitung bei Menschen mit Demenz an deren Lebensende leisten zu können.

Von allen Pflegehandlungen und Interventionen scheint es eine Priorität zu geben, nämlich bei einem sterbenden Menschen Leiden zu verhindern oder es zumindest zu lindern. Diese Menschen leiden nicht nur Schmerzen, sie leiden auch darunter, sich entfremdet zu haben, von sich selbst, von geliebten Menschen und einem möglicherweise früher aktiven und sinngebenden Leben.

Dies kann durch Zuwendung oder durch pflegerische Maßnahmen wie ein regelmäßiges Betten und Lagern, oder auch regelmäßige, zusätzliche Mundpflege erfolgen. Menschliche Nähe, Güte und Akzeptanz seines Leides und seiner möglichen Verzweiflung kann in der Sterbebegleitung eine Vertrautheit schaffen, die dem Sterbenden Trost und Verbundenheit vermittelt und ihn so von einem Teil seiner inneren Nöte befreien kann.

Das Sterben eines Menschen, ob er uns nahe stehend, oder aus einem beruflichen Umfeld heraus vertraut ist, fordert die Pflegenden – egal ob professionell oder als nahe Angehörige pflegend – in jedem Fall heraus. Zudem kann eine solche Situation jedem Menschen neue Einsichten, Einblicke und Verständnismöglichkeiten schenken.

Wertschätzendes und würdevolles Begleiten von Menschen am letzten Lebensweg unterstützt Lebens- und Erlebensbewältigung der Betroffenen, ist Teamwork, bei der jeder und jede einen wertvollen Beitrag leisten kann.

> **!** Ein gutes Sterbebegleiten begreift Angehörige und Freunde der versterbenden Menschen mit Demenz nicht nur als Partner, sondern als Mitbetroffene, die besondere Zuwendung und Beistand benötigen. Kein Mensch sollte sich solche durchaus positiven Erfahrungen bei allem Negativen außenherum entgehen lassen!

Epilog

Aus der Weiterbildung

Demenz und Sterben sind womöglich die zwei existenziellsten und subjektivsten Erfahrungen unseres Zeitalters und unserer Kultur. Keine Lebensphase geht mit vergleichbar vielen Ängsten, Ungewissheiten und emotionalen Verlusterlebnissen einher, wie der altersbedingte Abschied vom kognitiven und physischen Dasein.

Demenz und Sterben sind zwei bedrohliche Phänomene, die sowohl die Betroffenen als auch die Menschen im unmittelbaren Umfeld massiv verunsichern. Denn beides sind Entwicklungswege, die meist nur in eine Richtung führen und so gut wie nie eine Rückkehr ermöglichen. Und darum sind sie – von außen betrachtet und trotz aller wissenschaftlicher Erkenntnisse – nur schwer beschreibbar, nachvollziehbar und nacherlebbar.

Demenz und Sterben sind nichtsdestotrotz die wahrscheinlichsten und unausweichlichsten Lebensereignisse unserer Zeit. Denn Sterben ist für alle Menschen unausweichlich und die Zahl derer, die von einem dementiellen Syndrom getroffen werden, ist stetig zunehmend. Die zynische aber entscheidende Frage ist lediglich: „Stirbt der Körper noch vor *oder* erst nach dem Geist?" Denn alle Erfahrungen und Erkenntnisse bestätigen, dass ein Leben jenseits der 100 Jahre meist mit einer dementiellen Symptomatik einhergeht. Als hätte die Evolution die Demenz als Sollbruchstelle der menschlichen Existenz vorgesehen.

Dieses Buch dient der strukturierten und professionellen Auseinandersetzung mit beiden Phänomenen auf Mikro-, Meso- und Makroebene: dem Individuum, der Pflegeorganisation und dem Gesellschaftssystem. Jede Dimension ist für sich betrachtet eigentlich schon komplex und herausfordernd genug. In ihrer Kombination ist eine am Menschen orientierte Intervention jedoch umso diffiziler und komplizierter. Ich bedanke mich deshalb bei meiner langjährigen Kollegin Dr. Tamara Gehring-Vorbeck für ihre Arbeit und freue mich über dieses Werk. Sie hat damit einen wesentlichen Beitrag zur verbesserten Betreuung und Versorgung von Menschen mit Demenz in ihrer letzten Lebensphase geleistet und lässt uns hiermit daran teilhaben.

Nürnberg, Frühjahr 2018

Günther Heil,
Leitung Fort- und Weiterbildung der GGsD Gemeinnützige Gesellschaft für soziale Dienste – DAA – mbH

Aus der Praxis

Ich freue mich, dass Tamara Gehring-Vorbeck mit diesem Fachbuch eine Thematik aufgegriffen hat, die eine hohe pflegerische Alltagsrelevanz besitzt. Für die pflegerisch-klinische Arbeit wird ein guter Einblick in die Themenfelder Demenz und Sterben gegeben. Die Pflegenden bekommen professionelle Perspektiven und Handlungsmöglichkeiten mit einem tiefen Praxisbezug vermittelt, den Führenden werden wichtige Anregungen aufgezeigt.

Die Grundlagen der Pflege in gutem traditionellen Sinn – Würde – Toleranz – Respekt – geraten in unserer ökonomisierten Gesundheitslandschaft leider zu oft in den Hintergrund. Es werden engagierte Pflegende benötigt, die alltäglich diese Grundpfeiler leben. Deshalb ist es eine wunderbare Basis, dass dieses Fachbuch das erste Kapitel mit ethischen Aspekten gefüllt hat. Es ist notwendiger, denn je, dass sich Pflegende mit ihrer humanen Haltung den Aspekten des Lebens widmen, die nicht populär sind.

Dementiell veränderte und sterbende Menschen brauchen Pflegende als Advokaten ihres Menschseins, damit sie möglichst viel Autonomie, Selbstbestimmung und Wohlergehen erfahren können.

Die Beziehungsarbeit, die Pflegende jeden Tag leisten, ist Gefühlsarbeit. Eine verbesserte Gefühlslage der Menschen ist nun einmal nicht in Euro auszudrücken. Gerade bei den beschriebenen Themen – Demenz und Sterben – sind weiche, nicht messbare Pflegehandlungen für die betroffenen Menschen entscheidend. Die Patienten und Bewohner als mündige Partner in die pflegerische Beziehung einzubeziehen ist eine zentrale Aufgabe in den beschriebenen Handlungsfeldern.

Ebenso wichtig ist die enge Einbindung der Angehörigen, Betreuer etc. in diesen Lebensphasen. Es wird sehr passend darauf eingegangen, wie sich alle betroffenen Menschen unterstützen und ergänzen können.

Richard Taylor, der selbst mit Demenz belastet ist, sagte einmal in einem Interview im SPIEGEL: „Wir brauchen keine Pharma-Zeutika, sondern Sozio-Zeutika".

Dies sei das tägliche Motto der Menschen, die in Krankenhäusern, Pflegeheimen und Sozialstationen arbeiten. Dieses Buch unterstützt eine solche Haltung.

Und letztendlich dürfen wir alle nicht vergessen, dass wir die dementiell veränderten Menschen und Sterbenden von Morgen oder Übermorgen sein könnten. Wie wollen wir umsorgt werden? Allen Pflegenden sei ein großer Dank ausgesprochen; sie leisten in diesen beschriebenen, nicht umkehrbaren Verläufen eine sinnvolle, befriedigende und anerkennenswerte Aufgabe. Ihnen sei dieses Buch gewidmet. Schön, dass es entstanden ist.

Lohr am Main, Frühjahr 2018 Marianne Schaffarczik,
Pflegedirektorin, Bezirkskrankenhaus Lohr am Main

Anhang

Literaturempfehlungen

Um den Lesern dieses Buches auch weiterführende Informationsmöglichkeiten und Unterstützung zu geben, werden in diesem Kapitel interessante Homepages, weiterführende, informative Literatur mit jeweils einer kurzen Einführung dazu vorgestellt.

Weiterführende und interessante Buchliteratur und Broschüren in alphabetischer Reihenfolge sind nachfolgend zu finden.

Bell, V.& Troxel, D. (2007). Richtig helfen bei Demenz: Ein Ratgeber für Angehörige und Pflegende. 2. Auflage. München Ernst Reinhardt Verlag

Das Buch beschreibt eindrucksvoll und beweist, dass empathischer und einfühlsamer Umgang auch Menschen mit dementiellen Symptomen zu heiteren Lebensaugenblicken für alle Beteiligten verhilft. Inhaltlich stellt die Publikation neben vielfältigen Beispielen auch Informationen über die verschiedenen dementiellen Syndrome dar und zeigt praktische Ansätze zu Kommunikation mit herausforderndem Verhalten auf. Übrigens ebenfalls gut einsetzbar für Helfer im Ehrenamt, nicht nur für Pflegende und deren Angehörige.

Bell, V. & Troxel, D. (2004). Personzentrierte Pflege bei Demenz – Das Best-Friends-Modell für Aus- und Weiterbildung. München: Ernst Reinhardt Verlag

Dieses Buch erläutert die Basis personzentrierter Pflege bei Demenz, es enthält praxisorientierte Anleitungen für Schulungen auf verschiedenstem Niveau. Ein Buch das Leitungen und Fortbildner bei der Aufgabe unterstützt Pflegepersonal, Ehrenamtliche und Angehörige neben Fachwissen auch einen Einblick in das Leben und Erleben von Menschen mit dementiellen Veränderungen vermitteln kann.

Birkholz, C. (2017). Spiritual Care bei Demenz. München: Ernst Reinhardt Verlag

Aus der alltäglichen Pflegepraxis zeigen anschauliche Beispiele wie spirituelle Sorge und Fürsorge helfen können den kognitiv veränderten Menschen gegen Ende des letzten Lebensweges die gewünschte und dringend benötigte Orientierung, Sicherheit und Geborgenheit zu vermitteln. Ein kreatives Buch, das hilft zur eigenen Spiritualität zu finden und in der Interaktion mit dem Gegenüber zu gestalten.

Kostrzewa, S. (2010). Palliative Pflege von Menschen mit Demenz. 2. Auflage. Göttingen: Hogrefe/Huber

Ein Handlungsleitfaden der das Leben und Erleben kognitiv und dementiell veränderten Menschen aufzeigt und mit Beispielen versehen, die Begleitenden unterstützt und anregt wie multidisziplinär die Menschen am letzten Lebensweg begleitet und versorgt werden können.

Kostrzewa, S. & Kutzner, M. (2013). Was wir noch tun können! Basale Stimulation in der Sterbebegleitung. 5. Auflage. Göttingen: Hogrefe/Huber

Die Begegnung mit sterbenden Menschen kann beim Gegenüber häufiger Hilf- sowie Sprachlosigkeit auslösen. Pflegende stehen vor der Frage „Was können wir noch tun?“ – „Wie können wir einen Sterbenden auf seinem letzten Weg angemessen begleiten?“ Die Autoren beschäftigen sich mit Fragen und Lösungsansätzen zu würdevoller und wertschätzender Pflege rund um den letzten Lebensweg dementiell veränderter Menschen, indem sie das Konzept der Basalen Stimulation auf die Begleitung dieser Menschen übertragen. Sie stellen die Unterschiede der Sterbebegleitung in Hospizen, Krankenhäusern sowie Altenheimen dar und zeigen, wie Basale Stimulation in der Palliative Care angewendet werden kann.

Leuthe, F. (2012). Richtig sprechen mit dementen Menschen. 2. Auflage. München: Ernst Reinhardt Verlag

In einer Verbindung von Theorie und Praxis werden die verschiedenen Zusammenhänge von Kommunikation und Interaktion aufgezeigt, damit eine positive Kommunikation mit Menschen mit Demenz gelingen kann.

Maier, R. & Mayer, P. (2018). Der vergessene Schmerz – Schmerzmanagement und -pflege bei Demenz. 2. Auflage. München: Ernst Reinhardt Verlag

Menschen mit dementiellen Veränderungen sind in ihrer verbalen Kommunikationsfähigkeit häufiger eingeschränkt. Das oben genannte Werk stellt auf verschiedene Art und Weise Möglichkeiten vor, Schmerzzustände zu erkennen, zu ermitteln und damit etwas dagegen tun zu können. Zentral und im Fokus stehen Empfinden der Schmerzen bei den betroffenen Menschen und die Haltung der professionell Pflegenden.

Wunn, I. (2006). Muslimische Patienten. Chancen und Grenzen religionsspezifischer Pflege. Stuttgart: Kohlhammer

Ein Fachbuch für Interessierte, leider nur noch selten zu kaufen. Dieses Buch zeigt die spezielle Problematik muslimischer Patienten im Klinikalltag auf. Über einen Rückblick zur Entwicklung der arabisch-muslimischen Medizin hin zu den aktuellen Bedürfnissen als Heilung Suchender werden Sorgen, Bedenken und Wünsche muslimischer Patienten geschildert und deren kulturell bedingte Probleme aufgezeigt.

Internetbroschüren und -adressen

(Stand 03.07.2018)

Bundesministerium für Familie, Senioren, Frauen und Jugend & Bundesministerium für Gesundheit (2010). Charta der Rechte hilfe- und pflegebedürftiger Menschen. https://www.bmfsfj.de/bmfsfj/service/publikationen/charta-der-rechte-hilfe-und-pflegebeduerftiger-menschen/77446

Mit der Pflege-Charta sollen die Rechte hilfe- und pflegebedürftiger Menschen gestärkt und ihre Lebenssituation verbessert werden. Erarbeitet wurde diese Broschüre von Vertreterinnen und Vertretern aus allen Bereichen der Pflege und der Selbsthilfe. Acht Artikel beschreiben die Rechte wie, das Recht auf Selbstbestimmung, auf Privatheit, auf Teilhabe am sozialen Leben und auf ein Sterben in Würde konkret und mit Erläuterungen. Diese Broschüre kann bestellt werden und auch über die Homepage des Ministeriums heruntergeladen werden.

Bundesministerium für Familie, Senioren, Frauen und Jugend: http://www.wegweiser-demenz.de/startseite.html

Hier findet man Informationen, Material, Adressdatenbaken zu allem was das Thema Demenz betrifft.

Demenz und Migration der Deutschen Alzheimer Gesellschaft e.V. Selbsthilfe Demenz: http://www.demenz-und-migration.de

Hier sind Informationen, Broschüren und Filme sowie Materialien in verschiedenen Sprachen (Türkisch, Polnisch, Russisch) zu finden.

Infoportal Demenz der Alzheimergesellschaft Baden-Württemberg e. V. Selbsthilfe Demenz: https://www.alzheimer-bw.de/demenz-mehr-erfahren/migration-und-demenz/interkultureller-demenzkoffer/

Hier findet man Materialien wie einen interkulturellen Demenzkoffer oder einen interkulturellen Erinnerungskoffer.

Bundesministerium für Gesundheit: https://www.migration-gesundheit.bund.de/de/startseite/
Hier gibt es umfassende Information zum Thema Migration und Gesundheit in 40 Sprachen.

Robert Bosch Stiftung: http://www.bosch-stiftung.de/de/thema/demenz
Hier sind Informationen zu wissenschaftlichen Projekten und Unterlagen hierzu zu finden.

Zitierte Literatur

Abderhalden, C. & Needham, I. (2005). Psychiatrische Pflege – verschieden Settings, Partner und Populationen. Marktoberdorf: Schnitzer Druck.

Ahorn A.G. (2018). Ahorn AG – Tod und Glaube. Abgerufen am 25. 01.2018 von http://www.tod-und-glaube.de

Alzheimer, A. (1906). Über einen eigenartigen schweren Erkrankungsprozess der Hirnrinde. Neurologisches Zentralblatt(25), S. 1134.

Anderson, P. (2004). Sterbekultur in stationären Seniorenzentren. Bayerische Sozialnachrichten(5), 22-23.

Baltes, P. (1984). Intelligenz im Alter. Spektrum der Wissenschaft(5), S. 46–60.

Baltes, P. & Baltes, M. (1992). Zukunft des Alterns und gesellschaftliche Entwicklung. In P. B. Baltes & J. Mittelstraß (Hrsg.), Zukunft des Alterns und gesellschaftliche Entwicklung (S. 1-34). Berlin: de Gruyter.

Bennett, D. (2009). Memory complains are related to Alzheimers disease pathology in older persons. In R. R. Dammann & R. Gronemeyer (Hrsg.), Ist Altern eine Krankheit? Wie wir die gesellschaftlichen Herausforderungen der Demenz bewältigen. Frankfurt/Main: Campus Verlag.

Bethke-Brenken, I. & Brenken, G. (2012). Aufbruch in den Ruhestand – Anleitung zum Gestalten und Genießen (2. aktualisierte Auflage.). München: Ernst Reinhardt Verlag.

Bickel, H. (2001). Demenz im fortgeschrittenen Lebensalter: Schätzung von Inzidenz und Gesundheitskosten. Zeitschrift für Gerontologie und Geriatrie, 34, S. 108–115.

Billmann, M., Schmidt, B. & Seeberger, B. (2009). In Würde altern. Konzeptionelle Überlegungen für die Altenhilfe. Frankfurt/Main: Mabuse Verlag.

Bockenheimer-Lucius, G. & May, A. (2007). Ethikberatung – Ethikkomitee in Einrichtungen der stationären Altenhilfe – Eckpunkte für ein Curriculum. Ethik in der Medizin. 19: 331–339.

Bode, S. (2014). Frieden schließen mit Demenz. Stuttgart: Klett-Cotta.

Böhm, E. (2010). Das psychobiographische Pflegemodell. Darmstadt: Maudrich.

Bohr, V., McKinnon, P. & Wilson, D. (2008). DNA damage, DNA repair, ageing and age-related disease. Mechanismus of Aging and Development. 129(7-8): 349-352.

Bose, A. & Terpstra, J. (2012). Muslimische Patienten pflegen – Praxisbuch für Betreuung und Kommunikation. Heidelberg: Springer.

Buchmann, K.-P. (2007). Demenz und Hospiz sterben an Demenz erkrankte Menschen anders? Wuppertal: hospizverlag.

Bundesministerium für Familie, Frauen, Senioren und Jugend. (2002). Vierter Altenbericht zur Lage der älteren Generation in der Bundesrepublik Deutschland: Risiken, Lebensqualität und Versorgung Hochaltriger – unter besonderer Berücksichtigung dementieller Erkrankungen. Berlin.

Bundesministerium für Familie, Senioren, Frauen und Gesundheit (Hrsg.) (2015). Charta der Rechte hilfe- und pflegebedürftiger Menschen (12. Auflage).

Bundesministerium für Familie, Senioren, Frauen und Gesundheit (Juni 2017). Wegweiser Demenz. Wegweiser Demenz: Lern-Kurs für Personen. Berlin; https://elearning.wegweiser-demenz.de/index.php?id=28, abgerufen am 03.03.2018

Bundesministerium für Familie, Senioren, Frauen und Jugend. (2017). Abgerufen am 29. 11 2017 von Wegweiser-Demenz: https://www.wegweiser-demenz.de/informationen/medizinischer-hintergrund-demenz/weitere-demenzformen.html

Cohn, R. C. (2009). Von der Psychoanalyse zur themenzentrierten Interaktion – Von der Behandlung einzelner zu einer Pädagogik für alle. 16. Auflage. Stuttgart: Klett-Cotta.

Corbin, J., & Strauss, A. (2010). Weiterleben lernen. Verlauf und Bewältigung chronischer Krankheit. Göttingen: Hogrefe

Dammann, R., & Gronemeyer, R. (2009). Ist Altern eine Krankheit? Wie wir die gesellschaftlichen Herausforderungen der Demenz bewältigen. Frankfurt/Main: Campus.

Degrazzia, D. (1999): Advance Directives, Dementia and the „Someone Else Problem". In: Aldebert, H. (Hg.) (2006). Demenz verändert – Hintergründe erfassen – Deutungen finden – Leben gestalten. Berlin: EB-Verlag

Deutsche Alzheimergesellschaft (2016). Deutsche Alzheimergesellschaft – Selbsthilfe Demenz. Abgerufen am 30.10.2017 von https://www.deutsche-alzheimer.de/die-krankheit/andere-demenzformen/vaskulaere-demenz.html

Deutsche Alzheimergesellschaft (2016). Abgerufen am 03.07.2018 von https://www.deutsche-alzheimer.de/unser-service/archiv-alzheimer-info/demenz-und-migration.html

Deutscher Berufsverband für Pflegeberufe (2013). ICN-Ethikkodex für Pflegende. International Council of Nurses, Berlin.

Deutsches Institut für Medizinische Dokumentation und Information (2017). ICD-10-GM-2017 Systematisches Verzeichnis; Internationale statistische Klassifikation der Krankheiten und verwandter Gesundheitsprobleme (Version 2017). Berlin.

Domenig, D. (2007). Transkulturelle Kompetenz. Lehrbuch für Pflege-, Gesundheits- und Sozialberufe. Bern: Huber.

Escobar Pinzon, L. (2013). Todesumstände von Patienten mit Demenz – Symptombelastung, Betreuungsqualität und Sterbeort. Deutsches Ärzteblatt, 110(12), 195-202.

Fiechter, V. & Meier, M. (1998). Der Pflegeprozess. Kassel: Recom Verlag.

Förstl, H. (2011). Demenzen in Theorie und Praxis. 3. aktualisierte und überarbeitete Auflage. Berlin: Springer.

Gehring-Vorbeck, T. (2011). Wenn Menschen und Tage keine Stunden mehr zählen – Zur Besonderheit des letzten Lebensweges dementer Menschen in Altenhilfeeinrichtungen. Hall in Tirol.

Göhner, A., Hüll, M. & Voigt-Radloff, S. (2018). Nichtmedikamentöse Behandlung von Menschen mit Demenz in gerontopsychiatrischen Einrichtungen – systematischer Überblick. Zeitschrift für Gerontologie und Geriatrie (52), S. 159-183.

Grond, E. (2004). Palliativpflege in der Gerontopsychiatrie. Leitfaden für Pflegende in der Altenhilfe. Stuttgart: Kohlhammer.

Grond, E. (2014). Pflege Demenzkranker- Impulse für eine wertschätzende Pflege. Hannover: Schlütersche Verlagsgesellschaft.

Gronemeyer, R. & Heller, A. (2014). In Ruhe Sterben. Was wir uns wünschen und was die moderne Medizin nicht leisten kann. München: Pattloch.

Gronemeyer, R. & Rothe, V. (2008). Teilhabe anstatt Ausgrenzung: die demenzfreundliche Kommune, 39. Jahrgang Bd. 4, S. 90-95.

Haass, C. (2006). Alzheimer Volkskrankheit einer alternden Gesellschaft. In H. Aldebert & H. Aldebert (Hrsg.), Demenz verändert – Hintergründe erfassen – Deutungen finden – Leben gestalten (S. 89–95). Schenefeld.

Hamann, G. (2015). Archiv Deutsches Ärzteblatt. https://www.aerzteblatt.de/archiv/173161/Vaskulaere-Demenz-Wie-; abgerufen am 16.10.2017

Heller, B. & Heller, A. (2013). Spiritualität und Spiritual Care: Orientierungen und Impulse. Bern: Huber.

Hornung, E. (1995). Altägyptische Dichtung. Stuttgart: Reclam.

Ilkilic, I. (2015). Interkulturelle Hindernisse. Der muslimische Patient: Kein unbekanntes Wesen. MMW-Fortschritte der Medizin, 11.

Isfort, M. (2012). Deutsches Institut für angewandte Pflegeforschung. Abgerufen am 04.042017 von http://www.dip.de/fileadmin/data/pdf/projekte/Demenz_im_Krankenhaus_Handreichung_Endbericht.pdf

Juchli, J. (1987). Krankenpflege. Praxis und Theorie der Gesundheitsförderung und Pflege Kranker. Stuttgart: Thieme.

Kaléko, M. & Mümmler, B. (2012): Sämtliche Werke und Briefe. München: Deutscher Taschenbuch Verlag.

Karkin, I. (2017). Anforderungen an die Pflege muslimischer Patienten in der akut stationären Sterbeversorgung. Hamburg: Diplomica.

Kessler, J., Calabrese, P., Kalbe, E. & Berger, F. (2000). DemTect. Ein neues Screening-Verfahren zur Unterstützung der Demenzdiagnostik. Psycho.(6), S. 343–347.

Kitwood, T. (2016). Demenz: der personzentrierte Ansatz im Umgang mit verwirrten Menschen (8. Auflage) Göttingen: Hogrefe.

Kohn, N., Kalbe, E., Georg, H. & Kessler, J. (2007). Vergleich MMST und DemTect: Spezifität und Sensitivität bei primär kognitiven Störungen. Aktuelle Neurologie.(34).

Kostrzewa, S. (2008). Palliative Palliative Pflege von Menschen mit Demenz. Göttingen.

Kostrzewa, S. (2013). Menschen mit geistiger Behinderung palliativ pflegen und begleiten: Palliative Care und geistige Behinderung. Bern: Huber.

Krohwinkel, M. (1993). Rehabilitierende Prozesspflege am Beispiel von Apoplexiekranken. Fördernde Prozesspflege als System. Baden-Baden: Nomos.

Krohwinkel, M. (2013). Fördernde Prozesspflege mit integrierten ABEDLs: Forschung, Theorie und Praxis. Bern: Huber.

Kudszus, H. (1973). Jaworte, Neinworte. Frankfurt am Main: Suhrkamp Verlag.

Kübler-Ross, E. (1997). Interviews mit Sterbenden. 11. Auflage. Berlin.

Lehr, U. (2003). Psychologie des Alterns. Wiebelsheim: Quelle & Meyer.

Lenzen-Schulte, M. (2013). Schlechte Versorgung auf Station: Das schlimme Sterben der Dementen.

Lützau-Hohlbein, H. (2007). Vergesst die Demenzkranken nicht! Forderungen der deutschen Alzheimergesellschaft e. V. Berlin: Meta Druck.

Lynn, J. & Adamson, D. (2003). Living well at the End of Life – Adapting Health Care to Serious – Chronic Illness in Old Age. Abgerufen am 24.09.2017 von Lancet Neurology: http://www.rand.org/pubs/white_papers/2005/WP137.pdf

Mediengruppe Oberfranken (16. November 2016). inFranken.de – Forchheim. Abgerufen am 22.09.2017 von http://www.infranken.de/regional/artikel_fuer_gemeinden/Was-an-der-Pflegeoase-besonders-ist;art154303,2336477

Needham, I., Abderhalden, C. & et al. (2004). The effectiveness of two interventions in the manangement of violence in acute ental inpatient settings. Journal of Psychiatric and Mental Health (11), S. 599-601.

Nuland, S. (2007). Wie wir sterben – Ein Ende in Würde. München.

Opaschowski, H., & Reinhardt, U. (2007). Altersträume – Illusion und Wirklichkeit. Darmstadt: Primus Buchgesellschaft.

Peters, M. (2006). Kultursensible Pflege – Mehr als Tee und Baklava – die Facetten der Kultursensiblen Altenpflege (Bd. 122). (L. f. Gesundheitsförderung, Hrsg.) Mainz.

Rest, F. (2006). Sterbebeistand, Sterbebegleitung, Sterbegeleit – Handbuch für den stationären und ambulanten Bereich (5. Auflage). Stuttgart: Kohlhammer.

Rüegger, H. (2003). Sterben in Würde? Nachdenken über ein differenziertes Würdeverständnis. Zürich: Theologischer Verlag.

Schäfer, K. (2017). Vom Koma zum Hirntod – Pflege und Begleitung auf der Intensivstation. Stuttgart.

Statistisches Bundesamt (2017). Destatis. Abgerufen am 27.12.2017 von https://www-genesis.destatis.de/genesis/online;jsessionid=F9DB59C94CB19CF7099DE70CE4D893AB.tomcat_GO_2_2?operation=previous&levelindex=2&levelid=1514384721181&step=2

Stoppe, G. (2007). Demenz, Diagnostik – Beratung – Therapie (2. Auflage). München:. Ernst Reinhardt.

Teschauer, W. (2013). Deutsche Alzheimergesellschaft. Abgerufen am 16.12.2017 von www.deutsche-alzheimer.de/fileadmin/alz/krankenhaus/Dokumentation_Krankenhaus_2013-12-02.pdf

Tichy, R. & Tichy, A. (2001). Die Pyramide steht Kopf. München: Piper.

Wahl, H., Tesch-Römer, C. & Ziegelmann, J. (2012). Angewandte Gerontologie. Interventionen für ein gutes Altern in 1000 Schlüsselbegriffen. Stuttgart: Kohlhammer.

Wallesch, C.-W. & Förstl, H. (2017). Demenzen. Berlin: Springer.

Weltgesundheitsorganisation. (2017). Media centre. Dementia. Abgerufen am 09. 09 2017 www.euro.who.int/en/health-topics

Wetzstein, V. (2005). Diagnose Alzheimer – Grundlagen einer Ethik der Demenz. Frankfurt/Main: Campus.

Whitehouse, P. (2009). Concepts of Alzheimers Disease,. (R. R. Dammann, Hrsg.) Baltimore/Frankfurt.

Wilkening, K. (1998). Wir leben endlich – Zum Umgang mit Sterben, Tod und Trauer (2. Auflage). Göttingen: Hogrefe.

Wilkening, K. & Ohnesorge, K. (2007). Gestaltungsmöglichkeiten am Lebensende. (Robert Bosch Stiftung, Hrsg.) Göttingen.

Wilkening, K. & Kunz, R. (2005). Sterben im Pflegeheim- Perspektiven und Praxis einer neuen Abschiedskultur (2. aktualisierte Auflage). Göttingen: Hogrefe.

Wilz, G., Adler, C. & Gunzelmann, D. (2001). Gruppenarbeit mit Angehörigen von Demenzkranken. München: Beck.

Wißmann, P. & Gronemeyer, R. (2008). Demenz und Zivilgesellschaft – eine Streitschrift. Frankfurt/Main.

Wojnar, J. (2007). Die Welt der Demenzkranken – Leben im Augenblick. Hannover: Vinzentz-Verlag.

Fragebogen zur Sterbebegleitung

Impulse und Leitfaden für eine Planung zur wertschätzenden und würdevollen Begleitung von Menschen mit Demenz am Ende ihres Lebensweges. Der Inhalt darf gerne kopiert und in der Praxis eingesetzt werden

Mensch mit Demenz

Aktuelle Vorlieben, wie zeigen sich Vorlieben?

Welches ist die stärkste positive Reaktion?

Was wirkt entspannend, was beruhigend?

Wie äußern sich Ablehnung und Abneigungen?

Was irritiert, macht Angst?

Wie lassen sich positive Empfindungen stärken?

Wie können sich Pflegende auf die Gefühlswelt des Menschen mit Demenz einlassen, um diese zu ergründen und den Menschen dort abholen zu können, wo er sich gerade emotional befindet?

Wie reagiert der Mensch mit Demenz auf männliche / weibliche Pflegekräfte? (Hier ist an Negativerlebnisse z.B. zu Kriegszeiten zu denken!)

Welche religiösen / spirituellen Gewohnheiten und Bedürfnisse hat der Mensch?

Welche Wünsche gibt es in Bezug auf Bestattung und Umgang mit dem Leichnam?

Was bedeutet für den Versterbenden, „würdevoll“ zu sterben

Wie möchte der Sterbende am liebsten sterben? Welche Informationen gibt es hierzu?

Pflegende: Mindesterfordernisse aus pflegerischer Sicht

Was muss / kann mindestens getan werden, um Schmerzen und Leiden zu lindern oder zu vermeiden?

Welche pflegerischen Maßnahmen müssen neu überdacht werden, um ein schmerz- und angstfreies Abschiednehmen von pflegerischer Seite her zu ermöglichen?

Auf welche Pflegeinterventionen kann verzichtet werden, um einen ruhigen, friedvollen, weitgehend selbstbestimmten Abschied zu ermöglichen?

Welche pflegerischen Maßnahmen müssen neu herangezogen werden, um ein schmerz- und angstfreies Abschiednehmen zu ermöglichen?

Ärzte: Mindesterfordernisse aus ärztlicher Sicht

Welche Maßnahmen müssen beibehalten werden, um ein schmerz- und angstfreies Abschiednehmen zu ermöglichen?

Welche Maßnahmen müssen neu überdacht werden, um ein schmerz- und angstfreies Abschiednehmen zu ermöglichen?

Welche Maßnahmen müssen neu herangezogen werden, um ein schmerz- und angstfreies Abschiednehmen zu ermöglichen?

Welche Wünsche / Bedürfnisse des Sterbenden sind grundsätzlich bezüglich Schmerzmittelgabe bekannt?

Auf welche Maßnahmen kann zugunsten eines friedlichen Sterbens verzichtet werden?

Was ist zu Informationen bezüglich der Patientenverfügung bekannt?

Angehörige: Wünsche, Erwartungen der Angehörigen und Zusammenarbeit zwischen Pflegenden und Angehörigen

Welche Wünsche bzw. Erwartungen haben Angehörige an die Sterbebegleitung?

Möchten sie sich selber mit einbringen? Wenn ja, wie?

Liegen Informationen zu Beziehungsverhältnissen innerhalb der Familie vor, die berücksichtigt werden müssen?

Liegen Informationen seitens der Angehörigen zur Betreuungsvollmacht vor, die in der Sterbebegleitung berücksichtigt werden müssen?

Liegen Informationen seitens der Angehörigen zur Patientenverfügung vor, die in der Sterbebegleitung berücksichtigt werden müssen?

____

____

____

Wer möchte im Falle einer deutlichen Veränderung des Zustands benachrichtigt werden?

____

____

____

Rund um die Uhr?

Ja ❑ Nein ❑

Bitte Zeitkorridor eintragen:

Nur von: __________Uhr bis ________Uhr

Sachregister

A
Altenhilfeeinrichtung
–, Angehörige und Betreuer begleiten 131
–, Demenz und Sterben in 122ff.
–, interkulturelle Pflege in der 131f.
–, multiprofessionelles Team in der 133ff.
Angehörige 16–27, 37, 42, 44, 47, 67–69, 105–106, 112–120, 128, 130–151, 168–169
Ankerfunktion 122
Autonomie 23–29, 44, 65, 153

B
Betreuungskräfte 13, 143

D
Demenz
–, Arten und Formen 32ff.
–, Demenzphasen 41ff.
–, Historischer Überblick 30
–, Medizinische Sicht 30
–, Sozialgerontologischer Blickwinkel 47ff.
–, und Sterben im eigenen Zuhause 105

F
Fünf-Phasen-Modell nach Kübler-Ross 61ff.
Fürsorge 23ff., 48, 154

G
Gerechtigkeit 23–29

H
Hochaltrigkeit 13

K
Krankenhaus 106ff.
–, Angehörige und Betreuer begleiten 114ff.
–, Demenz und Sterben im 106
–, Menschen mit Demenz im 107ff.
–, Interkulturelle Pflege und Betreuung 117ff.
–, Rolle desmultiprofessionellen Teams im 120

L
Langlebigkeit 59

M
Management 136ff.
Managementaufgaben 79
Multikulturelle Gesellschaft 92–96

P
Palliative Care 102–104
Paternalistik 21–22
Paternalistische Handlungen 22–23

R
Religion 35, 51, 55, 88, 96, 117
–, Buddhismus 57–58
–, Hinduismus 58f., 95
–, Jüdischer Glaube und Religion 57, 95, 132
–, Muslimischer Glaube und Religion 57, 94, 118, 131f.
–, Zeugen Jehovas 58
Respekt 17–25, 57, 82, 85, 118, 123

S
Selbstbestimmung 23–29, 65
Sozialgerontologischer Blickwinkel 47–51
Spiritual Care 102–104, 138, 154f., 159
Spiritualität 88–91, 147, 155, 159
Sterben 18, 20, 50ff., 60–66 76–78
–, im eigenen Zuhause 105
–, im Krankenhaus 106
–, in Altenhilfeeinrichtungen 122
–, Sterbebeistand 73–76
–, Sterbebegleitung 73–76, 160
–, Sterbegeleit 18, 180
–, Sterbekultur 64–68, 70, 149
–, Sterbeorte 68–71, 149
–, Sterbephasen 61, 64

T
Tod
–, Hirntod 52, 56–57
–, Hirntoddefinition 52–53
–, Sozialer Tod 59ff.
–, Zelltod 52
Toleranz 17–19, 131

V
Verantwortung 17–20, 22, 46, 133

W
Wohlergehen 23–26, 153
Würde 17–23, 70, 92, 102, 113, 137, 151